GRC German Resuscitation Council
Weißbuch Reanimationsversorgung

GRC German Resuscitation Council

Weißbuch Reanimationsversorgung

Empfehlungen zu Struktur, Organisation, Ausbildung und Qualitätssicherung der Reanimationsversorgung in Deutschland

Herausgebergruppe

S. K. Beckers, B. W. Böttiger, M. Fischer, J.-T. Gräsner, K. H. Scholz

Unter Mitarbeit von S. K. Beckers, H. Biermann, B. W. Böttiger, A. Bohn, S. Braunecker, H.-J. Busch, C. B. Eich, M. Fischer, B. Gliwitzky, J.-T. Gräsner, T. Jantzen, U. Kreimeier, R. Lefering, R. Lukas, M. Messelken, M. P. Müller, S. Osche, F. Reifferscheid, M. Roessler, M. Sasse, K. H. Scholz, S. Seewald, S. Wolfrum, J. Wnent

Deutscher Ärzte-Verlag Köln

Herausgebergruppe:

PD Dr. med. Stefan K. Beckers
Ärztlicher Leiter Rettungsdienst
Stadt Aachen & Klinik für
Anästhesiologie
Universitätsklinikum
RWTH Aachen
Pauwelsstr. 30
52074 Aachen

Univ.-Prof. Dr. med.
Bernd W. Böttiger
Direktor der Klinik für
Anästhesiologie und Operative
Intensivmedizin
Universitätsklinikum Köln (AöR)
Kerpener Straße 62
50937 Köln

Prof. Dr. med. Matthias Fischer
Chefarzt der Klinik für
Anästhesiologie, Operative
Intensivmedizin, Notfallmedizin
und Schmerztherapie
ALB FILS KLINIKEN GmbH
Klinik am Eichert
Eichertstr. 3 / Postfach 660
73006 Göppingen

PD Dr. med.
Jan-Thorsten Gräsner
Direktor des Instituts für
Rettungs- und Notfallmedizin
Universitätsklinikum
Schleswig-Holstein
Arnold-Heller-Str. 3
24105 Kiel

Prof. Dr. med.
Karl Heinrich Scholz
Chefarzt der Medizinischen
Klinik I
Kardiologie und Inensivmedizin
St. Bernward Krankenhaus
Treibestr. 9
31134 Hildesheim

ISBN: 978-3-7691-0630-5

aerzteverlag.de

Bibliografische Information der Deutschen Nationalbibliothek
Die Deutsche Nationalbibliothek verzeichnet diese Publikation in der Deutschen Nationalbibliografie; detaillierte bibliografische Daten sind im Internet über http://portal.dnb.de abrufbar.
Die Wiedergabe von Gebrauchsnamen, Handelsnamen, Warenbezeichnungen usw. in diesem Werk berechtigt auch ohne besondere Kennzeichnung nicht zu der Annahme, dass solche Namen im Sinne der Warenzeichen- oder Markenschutz-Gesetzgebung als frei zu betrachten wären und daher von jedermann benutzt werden dürften.
Wichtiger Hinweis:
Die Medizin und das Gesundheitswesen unterliegen einem fortwährenden Entwicklungsprozess, sodass alle Angaben immer nur dem Wissensstand zum Zeitpunkt der Drucklegung entsprechen können. Die angegebenen Empfehlungen wurden von Verfassern und Verlag mit größtmöglicher Sorgfalt erarbeitet und geprüft. Trotz sorgfältiger Manuskripterstellung und Korrektur des Satzes können Fehler nicht ausgeschlossen werden.
Der Benutzer ist aufgefordert, zur Auswahl sowie Dosierung von Medikamenten die Beipackzettel und Fachinformationen der Hersteller zur Kontrolle heranzuziehen und im Zweifelsfall einen Spezialisten zu konsultieren.
Der Benutzer selbst bleibt verantwortlich für jede diagnostische und therapeutische Applikation, Medikation und Dosierung.
Verfasser und Verlag übernehmen infolgedessen keine Verantwortung und keine daraus folgende oder sonstige Haftung für Schäden, die auf irgendeine Art aus der Benutzung der in dem Werk enthaltenen Informationen oder Teilen davon entstehen.
Das Werk ist urheberrechtlich geschützt. Jede Verwertung in anderen als den gesetzlich zugelassenen Fällen bedarf deshalb der vorherigen schriftlichen Genehmigung des Verlages.

Copyright © 2015 by
Deutscher Ärzte-Verlag GmbH
Dieselstraße 2, 50859 Köln

Umschlagkonzeption: Hans Peter Willberg und Ursula Steinhoff
Produktmanagement: Sabine Bosch
Content Management: Alessandra Provenzano
Manuskriptbearbeitung: Dr. Margit Ritzka
Titelgrafik: Deutscher Ärzte-Verlag GmbH
Satz: Plaumann, 47807 Krefeld
Druck/Bindung: MedienHaus Plump, 53619 Rheinbreitbach

5 4 3 2 1 0 / 619

Inhaltsverzeichnis

A Epidemiologie, Pathogenese und Prognose des Herz-Kreislauf-Stillstandes . . . 1
  A1 Epidemiologie — 1
  A2 Pathogenese — 2
  A3 Prognose — 3

B Versorgungsstrukturen 5
  B1 Reanimation durch Laien — 5
  B2 Leitstelle, Notruf und Telefon-CPR — 5
  B3 Notarzt- und Rettungsdienst — 5
  B4 Weiterversorgung im Krankenhaus — 6
  B5 Innerklinische Reanimation — 6

C Außerklinische Reanimation 7
  C1 Reanimation durch Laien — 7
  C2 Notrufannahme und Leitstelle — 8
  C3 Notarzt- und Rettungsdienst — 9
  C4 Öffentliche Automatische Externe Defibrillatoren und weitere technische Neuerungen — 10

D Innerklinische Prävention und Reanimation 13
  D1 Frühwarnsysteme — 13
  D2 Medizinische Behandlungsteams und Konzepte — 14

E Postreanimationstherapie 17
  E1 Strukturvoraussetzungen — 17
  E2 Postreanimations-Bundle — 17
  E3 Temperaturmanagement — 19
  E4 Koronarintervention (PCI) — 20

F Reanimationsversorgung von Neugeborenen, Kleinkindern und Kindern . . . 23
  F1 Grundlegende Aspekte des kindlichen Atem-Kreislauf-Stillstandes — 23
  F2 Lebensrettende Basismaßnahmen bei Kindern — 24
  F3 Erweiterte lebensrettende Maßnahmen bei Kindern — 25
  F4 Reanimation von Neugeborenen — 26
  F5 Kindernotfallmedizinische Kursformate — 27

G	**Besonderheiten der Reanimationsversorgung bei kardialen Ursachen und Traumapatienten** 29
	G1 Kardiale Ursachen – 29
	G2 Trauma – 29

H	**Ethische Aspekte und Prognostik** 31
	H1 Ethische Aspekte, Reanimationsdauer und Abbruchkriterien – 31
	H2 Vorhersagefaktoren zur Bestimmung der Prognose nach Herz-Kreislauf-Stillstand – 32

I	**Aus-, Fort- und Weiterbildung im Bereich der Reanimationsversorgung** 35
	I1 Reanimationskurse des European Resuscitation Council (ERC) – 35
	I2 Empfehlung der Aus-, Fort- und Weiterbildung – 35

J	**Maßnahmen zur Förderung von Versorgungsqualität und Patientensicherheit** 43
	J1 Reanimationsnetzwerke und Cardiac-Arrest-Zentren – 43
	J2 Klinische Forschung und Versorgungsforschung – 44
	J3 Überprüfung der Qualität – Deutsches Reanimationsregister (German Resuscitation Registry, GRR) – 45
	J4 Auditierung und Zertifizierung – 47

K	**Internationale Kooperation** 49
	K1 European Registry of Cardiac arrest (EuReCa) – 49
	K2 Grenzüberschreitende Netzwerke – 49

L	**Erste Bad Boller Reanimationsgespräche, Januar 2014** 51
	L1 10 Thesen für 10 000 Leben – 51

Literaturverzeichnis 53

A Epidemiologie, Pathogenese und Prognose des Herz-Kreislauf-Stillstandes

A1 Epidemiologie

In Deutschland sind der plötzliche Herztod und der Herz-Kreislauf-Stillstand anderer Ursachen verantwortlich für mehr als 100 000 unerwartete Todesfälle pro Jahr, bei denen der Notarzt- und Rettungsdienst alarmiert wird (Inzidenz 120–200 pro 100 000 Einwohner und Jahr) [1, 2]. Exakte Zahlen hierzu werden in der offiziellen Todesursachenstatistik des Bundes nicht benannt, da diese auf den zugrunde liegenden Erkrankungen mit entsprechender ICD-Kodierung beruht. Im Jahre 2013 wurden insgesamt 893 825 Todesfälle erfasst. Mit 39,7% (354 493) waren die Krankheiten des Kreislaufsystems die häufigste Ursache. Der Myokardinfarkt war ursächlich für 54 538 Todesfälle. Dagegen sind 3350 Tote nach Verkehrsunfällen zu beklagen [3].

Die Behandlung eines außerklinischen Herz-Kreislauf-Stillstandes ist Aufgabe des Notarzt- und Rettungsdienstes. Die Therapie des Herz-Kreislauf-Stillstandes erfolgt durch die Maßnahmen der kardiopulmonalen Reanimation. Diese gliedern sich in Basis- und erweiterte Maßnahmen sowie die Postreanimationsbehandlung. Diese kann nur erfolgreich sein, wenn alle Glieder der Rettungskette und die Schnittstelle zum Krankenhaus optimal ineinandergreifen. Die Laienreanimation nimmt zur Verkürzung des therapiefreien Intervalls eine Sonderstellung ein, da die Bürgerhilfe nicht vom Rettungsdienst organisiert werden kann, sondern als gesellschaftliche Aufgabe gesehen werden muss.

In Deutschland liegt die Häufigkeit von Reanimationen außerhalb des Krankenhauses bei 30–90 pro 100 000 Einwohner und damit bei etwa 75 000 Reanimationen pro Jahr [4, 5].

Das Deutsche Reanimationsregister zeigt [5]:
- 70% der Patienten werden in häuslicher Umgebung reanimiert.
- Nahezu 40% der Patienten sind jünger als 65 Jahre.
- In mehr als 60% der Fälle wird der Kollaps durch Laien beobachtet.
- In weniger als 20% der Fälle wird aber die Reanimation durch Laien begonnen.
- Eine Telefon-CPR wird in 2% der Fälle durchgeführt.
- 26% der Patienten haben einen defibrillierbaren Rhythmus.
- Die erste Defibrillation erfolgt in 0,5% der Fälle durch Laien.
- 40% der Patienten kommen mit eigenem Kreislauf ins Krankenhaus.

Im Krankenhaus wird eine Häufigkeit von 0,66–5,5 Reanimationen pro 1000 stationären Patienten beschrieben [5–7]. Bei 18 Mio. stationären Patienten in Deutschland ergibt dies 12 000–100 000 innerklinische Reanimationen pro Jahr. Wir brauchen hier exakte Definitionen und Datenerhebungen.

Auch innerklinisch wird bei 25–35% der Patienten ein defibrillierbarer Rhythmus beobachtet. Die Entlassungsrate nach innerklinischem Herz-Kreislauf-Stillstand liegt bei 15–20% [5].

Wenn der Patient mit einem Monitor überwacht wird, wird die Hypoxiezeit denkbar kurz sein, und das Überleben wird in erster Linie von der Grunderkrankung abhängen. Für Patienten ohne Monitorüberwachung hängt das Überleben wesentlich davon ab, wie schnell der Herz-Kreislauf-Stillstand entdeckt wird und Maßnahmen der Wiederbelebung durchgeführt werden können.

A2 Pathogenese

In 75% der außerklinischen Fälle ist der Herz-Kreislauf-Stillstand **kardial** bedingt (vgl. Tab. 1). Die bei Weitem häufigste Ursache hierfür ist die koronare Herzerkrankung. Seltener sind Kardiomyopathien, Myokarditiden, Herzvitien, Brugada- und Long-QT-Syndrom.

Ein **respiratorisch-hypoxisches Problem** ist außerklinisch in 10% der Fälle die Ursache. Innerklinisch liegt die Rate bei über 20%.

Seltenere Ursachen für einen Herz-Kreislauf-Stillstand sind Elektrolytstörungen, Lungenembolie, Hypovolämie, Hypothermie und metabolische Störungen und Intoxikationen.

Ein **Trauma** ist bei 3% der Patienten ursächlich [8]. Behandelbare Ursachen sind hier:
- Hypovolämie
- Spannungspneumothorax
- Herzbeuteltamponade
- Commotio cordis
- Spinaler Schock
- Fettembolie
- Stromunfall

Tab. 1: Auswertung aus dem Deutschen Reanimationsregister aus dem Jahre 2014

Ursache	Notarzt und Rettungsdienst		Im Krankenhaus	
	N	[%]	N	[%]
Vermutlich kardial	21 551	74,24	2886	58,4
Trauma	982	3,38	37	0,75
Ertrinken	143	0,49	1	0,02
Respiratorisch/hypoxisch	2913	10,03	1156	23,39
Sonstige nicht kardial	3441	11,85	862	17,44
Anzahl bekannt	**29 030**	**100**	**4942**	**100**

A3 Prognose

Ist die Rettungskette in allen Gliedern optimiert, so kann die Entlassungsrate über alle Ursachen in den besten Notarzt- und Rettungsdiensten 15–20% erreichen [9–11]. Dies bedeutet, dass 7–11 Patienten pro 100 000 Einwohner und Jahr die Klinik nach einem präklinischen Herz-Kreislaufstillstand lebend verlassen können.

Im Vergleich zu Paramedic-Systemen wie etwa in den USA sind Notarzt-gestützte Systeme mit einer höheren Überlebensrate assoziiert (vgl. Abb. 1) [5, 11, 12].

Patienten mit initial defibrillierbarem Rhythmus – sogenannte Indexpatienten – können in den besten Systemen zu über 40% mit gutem neurologischem Ergebnis aus der Klinik entlassen werden [9].

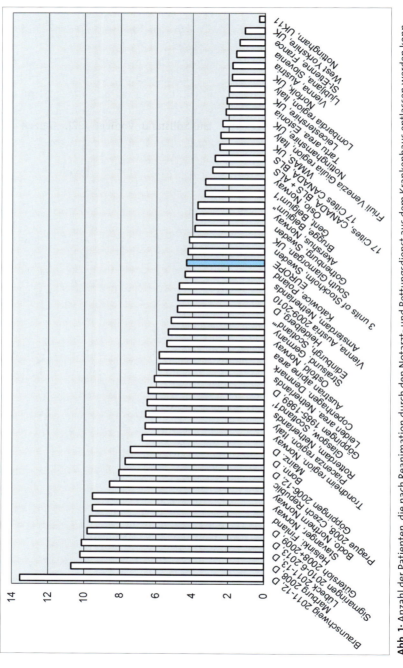

Abb. 1: Anzahl der Patienten, die nach Reanimation durch den Notarzt- und Rettungsdienst aus dem Krankenhaus entlassen werden konnten. Normiert auf 100 000 Einwohner des Rettungsdienstbereichs und Jahr, für deutsche, englische und andere europäische Rettungsdienstsysteme sowie die Daten einer kanadischen Studie [1, 4, 9, 10, 13, 14, 15, 16]. Zu beachten ist die höchst unterschiedliche Ergebnisqualität in den verschiedenen Notarzt- und Rettungsdiensten (nach [5]). Blaue Säule: Mittelwert der europäischen Notarzt- und Rettungsdienste

B Versorgungsstrukturen

B1 Reanimation durch Laien

Der plötzliche Herztod wird derzeit in der deutschen Bevölkerung kaum als Problem wahrgenommen.

Das Deutsche Reanimationsregister zeigt, dass bei 50 von 100 Patienten der Kollaps von Laien beobachtet wird. Dennoch beginnt ein Laie hierzulande nur bei weniger als 20 von 100 Patienten mit Reanimationsmaßnahmen [17]. Hinzu kommt, dass die Qualität der Laienreanimation oft schlecht ist. Im europäischen Vergleich (EuReCa One) belegt Deutschland damit einen der letzten Plätze [18–20].

Wie in anderen Ländern gezeigt werden konnte, ist es möglich, die Laienreanimationsrate und die Qualität durch verschiedene Maßnahmen deutlich zu erhöhen. Die Überlebensraten können durch Programme, welche die Laienreanimation einbeziehen, deutlich gesteigert werden [21].

B2 Leitstelle, Notruf und Telefon-CPR

Leitstellen sind fast europaweit einheitlich unter der **Notrufnummer 112** zu erreichen. Der Notruf muss zügig bearbeitet werden. Durch eine standardisierte Notrufabfrage sollte der Disponent schnell und sicher erkennen, ob ein Herz-Kreislauf-Stillstand vorliegt [22]. Derzeit ist eine solche Abfrage in deutschen Leitstellen noch selten etabliert.

Erkennt der Disponent, dass ein Herz-Kreislauf-Stillstand vorliegt, soll der Anrufer angeleitet werden, eine Herzdruckmassage durchzuführen, bis professionelle Hilfe eintrifft [23, 24]. Studien zeigen: Durch Telefonreanimation werden Leben gerettet. Für ein zusätzliches Menschenleben muss diese Maßnahme – je nach Literaturangabe – bei 9 bis 40 Patienten durchgeführt werden [25, 26].

Derzeit wird die Telefonreanimation nur von einem kleinen Teil der 257 deutschen Leitstellen durchgeführt. Ist die Telefonreanimation implementiert, kommt sie dennoch nicht bei allen Patienten zum Einsatz [25]. Trotz des erwiesenen Nutzens wird in Deutschland viel zu selten telefonisch zur Reanimation angeleitet [27].

B3 Notarzt- und Rettungsdienst

Der Herz-Kreislauf-Stillstand ist im Indikationskatalog für den Notarzteinsatz der Bundesärztekammer (BÄK) als Notarztindikation verankert. Die zu identifizierenden Einsatzstichworte sind:
- Gestörtes Bewusstsein
- Keine normale Atmung

- Atemstillstand
- Kreislaufstillstand

Der Herz-Kreislauf-Stillstand ist das Krankheitsbild, bei dem jede Minute über Leben und Tod entscheidet. Die Hilfsfrist ist von besonderer Bedeutung. Sie sollte – entsprechend einer BÄK-Empfehlung – maximal 10 Minuten betragen, und 80% der Patienten sollten innerhalb von 10 Minuten erreicht werden [28]. In Deutschland sind Hilfsfrist und Erreichungsgrad in den 16 Landesrettungsdienstgesetzten unterschiedlich definiert, ein Vergleich ist deshalb unmöglich. Im Deutschen Reanimationsregister werden beide Begriffe bundesweit mit einer einheitlichen Definition erfasst. Die Hilfsfrist beschreibt hierbei das Zeitintervall zwischen Alarmierung der Fahrzeuge und Eintreffen des ersten Fahrzeuges. Die Hilfsfrist von 8 Minuten wird in vielen städtischen Bereichen bei mehr als 80% der Patienten erfüllt. In ländlichen Bereichen wird dieses Intervall häufig nicht eingehalten, mit deutlich negativen Auswirkungen auf die Überlebensrate [10].

B4 Weiterversorgung im Krankenhaus

Patienten müssen nach einer primär erfolgreichen Reanimation durch den Notarzt- und Rettungsdienst im Krankenhaus weiterbehandelt werden. In Deutschland geschieht dies häufig im nächstgelegenen Krankenhaus. Hierdurch ist häufig eine schnelle und spezifische Diagnostik und Therapie nicht möglich.

Zur erfolgreichen Postreanimationstherapie gehören PCI, Temperaturmanagement und eine standardisierte Intensivtherapie. Der Umsetzungsgrad dieser Strategie ist in Deutschland jedoch regional quantitativ und qualitativ sehr unterschiedlich ausgeprägt. Die umfassende Postreanimationstherapie verbessert die Überlebenswahrscheinlichkeit der Patienten [29–31].

Ein weiterer wesentlicher Therapiebestandteil ist eine professionelle Prognostizierung. Aktuell werden sehr unterschiedliche Kriterien und Methoden verwendet. Wie häufig dies zu einem unberechtigten vorzeitigen Therapieabbruch führt, ist nicht bekannt.

B5 Innerklinische Reanimation

In den Hochrisikobereichen – z.B. Herzkatheter, OP, Intensivstation – eines Krankenhauses sind die Teams in der Regel auf die Behandlung des Herz-Kreislauf-Stillstandes vorbereitet. Monitoring, Defibrillator und weitere Ausstattung müssen vorgehalten werden. In den anderen Bereichen des Krankenhauses gibt es diese Vorgaben nicht, obwohl die internationalen Leitlinien empfehlen, dass bei einem Herz-Kreislauf-Stillstand mit Kammerflimmern zwischen Kollaps und erster Defibrillation nicht mehr als 3 Minuten vergehen sollen [32, 33].

Studien zeigen, dass regelmäßiges Reanimationstraining des Krankenhauspersonals die CPR-Qualität und die Erfolgsraten verbessert [34]. Der diesbezügliche Ausbildungsstand in den deutschen Krankenhäusern ist derzeit außerordentlich unterschiedlich.

C Außerklinische Reanimation

C1 Reanimation durch Laien

Der Start von Reanimationsmaßnahmen durch Laien ist für das Überleben nach einem Herz-Kreislauf-Sillstand von entscheidender Bedeutung. Aktuell werden in Deutschland 50% aller Herz-Kreislauf-Stillstände durch Laien beobachtet, aber nur in 20% der Fälle beginnen anwesende Laien mit der lebensrettenden Herzdruckmassage [10, 17]. In Skandinavien und den Niederlanden werden dagegen Laienreanimationsquoten von über 70% beobachtet [21, 35].

Den wichtigsten Beitrag für eine erfolgreiche Reanimation leistet die frühestmöglich begonnene, technisch gut und möglichst unterbrechungsfrei ausgeführte Thoraxkompression. Diese kann die Überlebensrate von Patienten nach Herz-Kreislauf-Stillstand nahezu verdreifachen. Dagegen kommt der Beatmung bei Erwachsenen im Rahmen der Ersten Hilfe nur eine untergeordnete Bedeutung zu. Aus diesem Grund empfehlen wir Laien den Start der unterbrechungsfreien Thoraxkompression unverzüglich nach Feststellung der nicht normalen Atmung. Nur ausgebildete Ersthelfer, die sich die Beatmung zutrauen, sollten diese zusätzlich zur Herzdruckmassage durchführen.

Der Steigerung der Laienreanimationsquote kommt für den Reanimationserfolg eine besondere Bedeutung zu. Weiten Teilen der Bevölkerung muss dringend vermittelt werden: Wiederbelebung ist cool und vor allem einfach. – Der Beginn der Reanimation durch Laien muss eine gesellschaftliche Selbstverständlichkeit werden [36, 37].

Besonders günstig scheint es, bereits Kindern die Wichtigkeit und Einfachheit der Wiederbelebung und damit der Lebensrettung zu vermitteln. Daher sollte die Wiederbelebung Eingang in die Lehrpläne finden und entsprechend einer Empfehlung der Deutschen Kultusministerkonferenz aus Juli 2014 ab Jahrgangsstufe 7 mindestens 2 Stunden pro Jahr unterrichtet werden [37].

Um darüber hinaus eine noch breitere Öffentlichkeit für dieses Thema zu sensibilisieren, haben die Deutsche Gesellschaft für Anästhesiologie und Intensivmedizin (DGAI), der Berufsverband Deutscher Anästhesisten (BDA), der Deutsche Rat für Wiederbelebung sowie das Deutsche Reanimationsregister 2013 die jährlich stattfindende Woche der Wiederbelebung initiiert (www.einlebenretten.de). Es bedarf weiterer gesellschaftlicher und politischer Anstrengungen, um die Bedeutung von Laienreanimation zu betonen und die Bereitschaft zu steigern, Leben zu retten.

C2 Notrufannahme und Leitstelle

Identifizieren eines Herz-Kreislauf-Stillstandes

Das Erkennen eines Herz-Kreislauf-Stillstandes durch Leitstellendisponenten löst nicht nur die Alarmierung der benötigten Einsatzmittel aus, es ist auch Voraussetzung für die Anleitung von Anrufern zur Wiederbelebung. Erkennen Disponenten am Telefon das Vorliegen eines Herz-Kreislauf-Stillstandes, verdreifacht sich die Überlebensrate der Patienten [38]. Insbesondere die Deutung einer sogenannten agonalen Atmung oder Schnappatmung als Zeichen des Herz-Kreislauf-Stillstandes bereitet Disponenten regelmäßig Probleme [39]. Die klare Empfehlung aus diesen Erkenntnissen ist die bundesweite Einführung von strukturierten Abfragealgorithmen und Schulungen zur Telefonreanimation in den Leitstellen.

Entsenden der Einsatzkräfte

Die zeitliche Dringlichkeit eines Reanimationseinsatzes lässt es sinnvoll erscheinen, in die Alarmierung auch Helfer einzubeziehen, die nicht Bestandteil des Rettungsdienstes sind. Hier sind Feuerwehr, Krankentransport und auch die Polizei zu nennen [40–42]. Des Weiteren gibt es freiwillige First-Responder-Einheiten, auch **Nachbarschaftshelfer** genannt. Diese zeigen zwar ein heterogenes Ausbildungsniveau, können aber sowohl das Erreichen des Patienten als auch die Basismaßnahmen unterstützen [43].

Telefonische Anleitung zur Reanimation (Telefon-Reanimation)

Leitstellendisponenten sollen Anrufer bei Vorliegen eines Herz-Kreislauf-Stillstandes zur Wiederbelebung anleiten. In mehreren Studien konnte das Überleben von Patienten durch telefonische Anleitung zur Reanimation gesteigert werden [25, 44, 45]. Bei untrainierten Laien soll sich die Anleitung auf die alleinige Thoraxkompression (Compression only) beschränken [23, 46]. Gründe hierfür sind Komplexität der Beatmung, Ablehnung der Atemspende bei Unbekannten sowie der erhöhte Zeitbedarf bis zum Beginn der Thoraxkompression. Die Anleitung zur alleinigen Thoraxkompression zeigt vergleichbare, teils bessere Ergebnisse als die Kombination mit Beatmung [26, 47]. Die diesbezügliche Schulung von Leitstellendisponenten kann innerhalb weniger Stunden erfolgen. Ein begleitendes Qualitätsmanagement inklusive Einsatznachbereitungen unter Einbeziehung des Ärztlichen Leiters Rettungsdienst ist zu fordern.

Öffentliche Automatische Externe Defibrillatoren

Ist ein Automatischer Externer Defibrillator (AED) in erreichbarer Nähe zum Patienten, kann der Leitstellendisponent weitere Helfer auffordern lassen, diesen zu holen. Hierbei darf der Patient keinesfalls alleine gelassen, noch darf deshalb eine Reanimation aufgeschoben oder auch nur minimalst unterbrochen werden. Eine Erfassung von AED-Geräten in einer Datenbank könnte die Leitstelle hierbei künftig unterstützen.

C3 Notarzt- und Rettungsdienst

Die Wahrscheinlichkeit, einen Herz-Kreislauf-Stillstand unbeschadet zu überleben, nimmt ohne Therapie pro Minute um ca. 10% ab. Die von der Bundesärztekammer definierte Hilfsfrist von 10 Minuten für 80% der Patienten ist daher in vielen Fällen nicht ausreichend. Diese Empfehlung bildet aktuell bestenfalls das realistisch Machbare ab [28].

Darüber hinaus wird diese – medizinisch unzureichende – Vorgabe derzeit nur bei einem Drittel der Einsätze erreicht. Hier besteht dringender Handlungsbedarf. Im Interesse unserer Patienten schlagen wir vor, dass die Hilfsfrist von 8 Minuten zwischen Notruf-Eingang und Ankunft des geeigneten Rettungsmittels beim Patienten bei mehr als 85% aller Patienten eingehalten werden soll. Hilfsfrist und Erreichungsgrad müssen erfasst und von den Aufsichtsbehörden kontrolliert werden.

Das reanimationsfreie Intervall bis zum Eintreffen des Notarzt- und Rettungsdienstes kann weiter verkürzt werden, wenn neben Laien auch weitere Kräfte sinnvoll eingebunden werden. Dies sind z.B. Helfer vor Ort oder First-Responder-Systeme. Helfer vor Ort sind geschulte Freiwillige, die sich per Meldeempfänger oder Mobiltelefon im Bedarfsfall zur Nachbarschaftshilfe alarmieren lassen. Unter den First-Responder-Systemen finden sich u.a. Polizei-, Feuerwehr- und andere Behördenfahrzeuge, deren Besatzungen entsprechend geschult und ggf. auch mit AEDs ausgestattet wurden [42, 43, 48].

Zur erfolgreichen Reanimationsbehandlung gehören:
- Suffizient durchgeführte Thoraxkompressionen
- Atemwegssicherung und Beatmung
- Defibrillation bei Kammerflimmern/Kammertachykardie
- Medikamentöse Therapie
- Differenzialdiagnose und -therapie reversibler Ursachen

Die Qualität der durchgeführten Reanimationsmaßnahmen ist entscheidend für den Reanimationserfolg.

Durch die Verwendung eines Feedback-Systems zur CPR und durch ein entsprechendes kontinuierliches Qualitätsmanagement können die Reanimationsergebnisse verbessert werden [49].

Mechanische Hilfsmittel zur Reanimation sind im Routineeinsatz einer manuellen Reanimation nicht überlegen [50, 51]. Ihre Verwendung kann im Einzelfall – z.B. für den Transport unter laufender Reanimation, bei prolongierter Reanimation (Hypothermie, Intoxikation etc.) und in besonderen Situationen (Reanimation während Koronarintervention) – erwogen werden [52].

Aktuelle Studien zeigen, dass die Atemwegssicherung mit einem endotrachealen Tubus den Reanimationserfolg steigert, wenn die Intubation von einem Geübten durchgeführt wird [53]. Um diesen Erfahrungswert zu erreichen, sind mindesten 100 Intubationen am Menschen erforderlich [54, 55]. Alternativ muss die effektive Verwendung von Gesichtsmasken und supraglottischen Atemwegshilfen geschult werden, sodass diese Maßnahmen beim Patienten mit Herz-Kreislauf-Stillstand sicher zur Oxygenierung führen.

Zusammenfassend ist zur Struktur- und Prozessqualität eines Notarzt- und Rettungssystems zu fordern, dass

- eine im Sinne des Patienten möglichst kurze Hilfsfrist etabliert ist. Selbst die oben formulierte Mindestforderung – 8 Minuten nach Notrufeingang in der Leitstelle müssen mehr als 85% der Patienten vom Notarzt- und Rettungsdienst erreicht werden – ist beim Herz-Kreislauf-Stillstand zu lang.
- die Thoraxkompressionen mit hoher Qualität und ohne Pausen durchgeführt werden.
- die Defibrillation, wenn indiziert, zügig durchgeführt wird.
- das Atemwegsmanagement suffizient von allen beherrscht werden muss.
- ein Qualitätsmanagement mit Team-Debriefing implementiert wird.

C4 Öffentliche Automatische Externe Defibrillatoren und weitere technische Neuerungen

Früh angewendet können AEDs das Outcome nach einem Herz-Kreislauf-Stillstand möglicherweise verbessern [56–58]. Dabei führt allerdings jedwede Verzögerung oder Unterbrechung der Thoraxkompressionen auch unmittelbar vor und nach der Defibrillation zu einer Verminderung der Überlebensrate [59]. Der Anteil von Patienten mit defibrillationspflichtigen Rhythmusstörungen nimmt weiter ab. Im Deutschen Reanimationsregister wurden 2012 noch 26,3% Patienten mit defibrillierbaren Rhythmen identifiziert. Auch hier ist an erster Stelle eine möglichst hohe Rate von qualitativ hochwertiger Laienreanimation essenziell. Inwieweit dabei eine zusätzliche Anwendung von Public-Access-Defibrillatoren – die anleiten und defibrillieren können – sinnvoll ist, muss weiter untersucht werden.

Die Anwendungshäufigkeit von AEDs ist ernüchternd [57, 60]. Die Gründe dafür sind vielfältig. Darunter sind beispielsweise mangelnde Kennzeichnung, Aufbewahrung in öffentlich nicht zugänglichen Räumen, Aufstellung an Orten mit geringer Wahrscheinlichkeit für das Auftreten eines Herz-Kreislauf-Stillstandes, Unkenntnis der AED-Standorte seitens der Rettungsleitstellen oder mangelnder Informationsstand der Bevölkerung [61, 62]. Sinnvolle Ansätze umfassen die Disposition der AEDs durch Rettungsleitstellen oder Softwarelösungen, die Laien gezielt zu AEDs führen und zur Anwendung motivieren. AEDs sollten Tag und Nacht öffentlich zugänglich, gut sichtbar und mit dem ILCOR-Symbol (International Liaison Committee on Resuscitation) gekennzeichnet sein. Das European und das German Resuscitation Council (ERC, GRC) empfehlen, einen AED an Orten mit mehr als einer Reanimation in 2 Jahren zu installieren. In der Literatur werden AEDs für große Bahnhöfe, Flughäfen, Flugzeuge, Spielcasinos und Einkaufszentren empfohlen [60]. AEDs an niederfrequentierten Orten finden ohne Einbindung in übergeordnete Alarmierungsprogramme nur sehr selten Anwendung.

Wünschenswert ist ein zentrales Register aller öffentlich zugänglichen AEDs, das den Leitstellen und Entwicklern von Software bzw. Reanimations-Apps zugänglich sein sollte.

D Innerklinische Prävention und Reanimation

„Early recognition and call for help to prevent cardiac arrest" (Früherkennung und das Herbeirufen von Hilfe, um einen Herzstillstand zu vermeiden), steht im ersten Glied der „Chain of Survival" des European Resuscitation Council.

In Deutschland beträgt die Krankenhausletalität etwa 2,0% (1,50–3,42%, Median 1,84) [63]. Einem Teil der verstorbenen Patienten konnte aufgrund der Schwere ihrer Krankheit nicht mehr geholfen werden. Es gibt jedoch auch Patienten, die unerwartet verstorben sind. Vorboten der unerwarteten Todesfälle sind häufig sich langsam verändernde Vitalparameter, woraus eine akute Notsituation und nachfolgend ein Herz-Kreislauf-Stillstand entsteht [64]. Mangelnde Überwachung der Patienten, zu spätes Erkennen oder inadäquates Reagieren auf die sich entwickelnde bedrohliche Situation sind Ursachen für einen solchen Verlauf. Die Etablierung von Frühwarnsystemen und medizinischen Notfallteams sind Möglichkeiten, die Sicherheit der Patienten im Krankenhaus zu erhöhen. Die wissenschaftliche Evidenz hierfür ist derzeit allerdings noch gering.

D1 Frühwarnsysteme

Voraussetzung für die Nutzung von Frühwarnsystemen ist die regelmäßige Überwachung, Dokumentation und Auswertung von Vitalparametern bei allen Patienten im Krankenhaus. Empfohlen wird, neben Blutdruck, Herzfrequenz und Temperatur jeweils Atemfrequenz, periphere Sauerstoffsättigung und Bewusstseinszustand zu überwachen. Zusätzlich können – je nach System – noch weitere Werte, Funktionen und Scores wie z.B. Urinausscheidung, Schmerz und Glasgow-Coma-Score erfasst werden.

- Weisen die Patienten **keine Störung** der Vitalfunktionen auf, ist eine Befunderhebung alle 12 Stunden ausreichend.
- Liegen **leichte Störungen** vor, die z.B. in einem Frühwarnsystem (vgl. Tab. 2) mit 1–4 Punkten bewertet werden, sind die Patienten engmaschiger (alle 4–6 Stunden) zu beurteilen [65]. Erste Maßnahmen zur Rekompensation der Situation sind durch das Stationspersonal einzuleiten. Dazu gehören u.a. Sauerstoffinhalation und Infusionstherapie. Die vorgesehenen Maßnahmen sollten als Standardanweisungen (SOP) für das Personal vorliegen.
- Ist **ein Vitalparameter** mit **3 Punkten** bewertet, muss zur Unterstützung

des Stationspersonals und zur unverzüglichen Bewältigung der Situation ein Medizinisches Notfallteam hinzugezogen werden.
- Ergeben sich trotz der durchgeführten Erstmaßnahmen bei der Bewertung der erfassten **Vitalparameter** im Punktesystem **5 und mehr Punkte**, sind stündliche Überwachung und Weiterbehandlung auf einer Überwachungsstation angezeigt.
- Bei **mehr als 7 Punkten** sind kontinuierliche Überwachung auf einer Intensivstation und eine sofortige Intensivtherapie geboten.

Das Stationspersonal muss bezüglich der Handhabung des Frühwarnsystems regelmäßig geschult und geprüft werden.

Zu den Alarmierungskriterien können u.a. folgende Punkte hinzukommen:

- Diurese < 0,5ml/kg KG/h oder > 3 ml/kg KG/h
- Andere äußere Umstände (wie z.B. Unfall, Sturz, Intoxikation etc.)

Zusätzlich können auch „weiche" Kriterien wie z.B. Besorgnis des Behandlungsteams über den Patientenzustand eingebracht werden.

D2 Medizinische Behandlungsteams und Konzepte

Das Medical-Emergency-Team (MET, Medizinisches Notfallteam) ist zuständig für den klinikinternen, akut lebensbedrohlichen Notfall und unterscheidet sich in diesem Punkt vom klassischen Reanimationsteam. Ziel ist es, die akut vital gefährdeten Patienten rechtzeitig zu erreichen

Tab. 2: Beispiel für Kriterien in einem Frühwarnsystem[1] (National Early Warning Score [Royal College of Physicians, 2012])

Punkte	3	2	1	0	1	2	3
Atemfrequenz [min^{-1}]	≤ 8		9–11	12–20		21–24	≥ 25
Periphere Sauerstoffsättigung [%][2]	≤ 91	92–93	94–95	≥ 96			
Temperatur [°C]	< 35		35,1–36	36,1–38,0	38,1–39,0		≥ 39,1
Systolischer Blutdruck [mmHg]	≤ 90	91–100	101–110	111–219			≥ 220
Herzschlagfrequenz [min^{-1}]	≤ 40		41–50	51–90	91–110	111–130	≥ 131
Bewusstseinszustand (AVPU)				Wach			Erweckbar oder bewusstlos

[1] Gültig nicht für Kinder < 16 Jahre und Schwangere.
[2] Bei Einsatz von Sauerstoff sind 2 Punkte zu addieren.

und so das Eintreten eines Herz-Kreislauf-Stillstandes oder die deutliche Verschlechterung des Patientenzustandes zu verhindern. Daher sollte eine flächendeckende Implementierung des MET in deutschen Krankenhäusern erfolgen, die wissenschaftlich begleitet wird.

Ein MET muss über eine angemessene personelle und materielle Ausstattung verfügen. Dazu zählen ein Arzt mit Facharztkompetenz und regelmäßiger Erfahrung in der Versorgung von Intensiv- und Notfallpatienten sowie eine erfahrene examinierte Pflegekraft, welche regelmäßige Erfahrung in der Versorgung von Notfall- und Intensivpatienten vorweisen kann. Des Weiteren können, je nach örtlicher Begebenheit, weitere Ärzte und Pflegekräfte, aber auch andere Personen wie z.B. der klinikinterne Patiententransport in das MET integriert werden. Die materielle Ausstattung muss so gestaltet sein, dass das MET die Erstversorgung eines akut vital bedrohten Patienten in der Anfangsphase autark durchführen kann. Hierzu zählen auch die Möglichkeit der Defibrillation und Sauerstoffapplikation. Die Mitglieder des MET sollten zusammen geschult werden und gemeinsam trainieren. Dafür bieten sich strukturierte Kursformate an [66].

Für die verpflichtende Einsatzdokumentation empfehlen sich die Nutzung eines einheitlichen Dokumentationssystems sowie die Teilnahme an einem Programm zum internen und externen Qualitätsmanagement. Ein Beispiel hierfür ist das Deutsche Reanimationsregister [67]. In dieser Datenbank können sowohl alle MET-Einsätze dokumentiert als auch online zu einer Vielzahl von Fragestellungen ausgewertet werden. Die Teilnehmer können sich jederzeit anonym mit anderen Registrierten vergleichen.

E Postreanimationstherapie

E1 Strukturvoraussetzungen

Während insgesamt die Letalität nach Kreislaufstillstand und Reanimation weiterhin sehr hoch ist, zeigen sich zwischen verschiedenen Rettungsdiensten, aber auch Krankenhäusern große Unterschiede in der Sterblichkeit [68, 69]. Dies liegt nicht allein an unterschiedlichen Patientenkollektiven. So überleben in spezialisierten Krankenhäusern mit interventioneller Kardiologie mehr Patienten mit besserer neurologischer Erholung [68]. Neuere Untersuchungen weisen nachdrücklich darauf hin, dass sowohl eine milde therapeutische Hypothermie bzw. ein aktives Temperaturmanagement als auch eine perkutane koronare Intervention (PCI) die Prognose des Patienten signifikant und relevant verbessern. Daher sollten Patienten in entsprechende Kliniken transportiert werden [70], die diese Möglichkeiten haben.

Krankenhäuser können durch Einführung von Standards zur Patientenversorgung nach Reanimation ihre Ergebnisse deutlich verbessern [31, 69]. Bei der klinischen Versorgung ist der Charakter des aufnehmenden Krankenhauses als spezialisiertes kardiologisches und intensivmedizinisches Zentrum genauso bedeutsam wie die tatsächliche Nutzung von Interventionen [29, 68].

Daher braucht es Zentren, die sowohl über eine ausreichende Erfahrung verfügen als auch diese Therapien an 365 Tagen im Jahr unmittelbar und rund um die Uhr anbieten.

E2 Postreanimations-Bundle

Unmittelbar nach Erreichen eines stabilen Kreislaufs (ROSC: Return of Spontaneous Circulation) beginnt die Postreanimationsphase [71]. In Deutschland werden jährlich bis zu 36000 Patienten zur weiteren akut-interventionellen und intensivmedizinischen Behandlung (des Postreanimationssyndroms [PRS]) stationär aufgenommen [1]. Pathophysiologisch entwickelt sich beim Postreanimationssyndrom eine Ganzkörper-Ischämie-Reperfusionserkrankung mit Aktivierung der Gerinnungs- und Entzündungssysteme, welche in eine systemische Entzündungsantwort (SIRS: systemic inflammatory response syndrome) mündet [72, 73]. Vier verschiedene Schlüsselkomponenten, die potenziell den klinischen Verlauf bestimmen, werden im PRS zusammengefasst:

- die zugrunde liegende bzw. auslösende Erkrankung,
- die systemische Ischämie- und Reperfusionsantwort (SIRS),

- die transiente myokardiale Dysfunktion (post cardiac arrest myocardial dysfunction) sowie
- die ischämisch-hypoxische Enzephalopathie (post cardiac arrest brain injury).

Die initiale klinische Versorgungsphase muss sich auch an der Wahrscheinlichkeit der zum Ereignis führenden Erkrankung orientieren [71].

Es werden in der klinischen Versorgung vier Phasen unterschieden [52, 71, 73]:

1. **Initiale Versorgungsphase (Immediate):** Hier sollte eine rasche Beurteilung des Patienten erfolgen. Schnelles Erkennen von Prioritäten und initiale Evaluation lebensbedrohlicher Pathologien, inklusive der zum Ereignis führenden Erkrankung und ggf. reanimationsbedingter Verletzungen, stehen im Vordergrund („Treat first what kills first").
   Zu fordern sind bei Aufnahme die sofortige Durchführung eines strukturierten Protokolls (Primary Survey) inklusive etCO$_2$, Blutgasanalyse, Elektrokardiogramm und rascher sonografischer Evaluation (eFast, Feel, Lungenultraschall), wie es auch gemeinsam mit Schockraumteams durchgeführt werden kann. Patienten mit akutem Myokardinfarkt profitieren von einer unmittelbaren Aufnahme im Herzkatheterlabor.
2. **Akutphase (Early):** Diese Phase der klinischen Versorgung ist charakterisiert durch erweiterte diagnostische Maßnahmen je nach Wahrscheinlichkeit der zugrunde liegenden Erkrankung (unmittelbare koronare Diagnostik vs. erweiterte Schnittbilddiagnostik), ein erweitertes kardiovaskuläres Management sowie die Induktion des Temperaturmanagements, falls noch nicht eingeleitet.
3. **Intensiv- und Erholungsphase (Intermediate/Recovery):** Hier sind die Aufrechterhaltung des Temperaturmanagements sowie die Wiedererwärmung des Patienten und das zielgerichtete erweiterte hämodynamische Management besonders zu beachten. Übergeordnetes Ziel ist es hier, sekundäre ischämische Schädigungen des Gehirns zu vermindern.
4. Nachfolgend kommt es zur **Rehabilitationsphase.**

Das Ausmaß des PRS ist neben individuellen Faktoren insbesondere von der Dauer des Herz-Kreislauf-Stillstandes und der Reanimation abhängig. Besonders hervorzuheben ist, dass in der Postreanimationsphase verschieden Prozesse ablaufen, welche u.a. zu sekundären neurologischen Schäden führen und somit die Prognose negativ beeinflussen können. Diese Prozesse sind durch therapeutische Maßnahmen zu verhindern. Zielgerichtete therapeutische und diagnostische Abläufe vermindern das Ausmaß der sekundären Läsionen.

Strukturierte Protokolle verbessern das Überleben der Patienten [31,69]:
- **Diagnostik-Block:**
  - Körperliche Untersuchung, etCO$_2$, EKG, FEEL, eFAST
  - CT-Diagnostik

- Koronarangiografie und -intervention
- **Neuroprotektion:**
  - Temperaturmanagement
  - Serum-Glukose-Kontrolle
  - Blutdruckeinstellung bei optimierter Hämodynamik
  - Beatmungs- und Oxygenierungsziel
- **Prognostizierung – frühestens nach 72 Stunden:**
  - Neurologische Untersuchung nach Wiedererwärmung
  - SSEP/EEG

E3 Temperaturmanagement

Die **milde therapeutische Hypothermie** (MTH) ist eine seit 2003 empfohlene Behandlungsmethode für alle bewusstlosen Postreanimationspatienten und findet weltweit Anwendung [74].

Indikation

Die bestehende Studienlage bietet Evidenz für den Einsatz der MTH bei bewusstlosen Patienten mit initial defibrillierbarem Rhythmus nach Reanimation außerhalb des Krankenhauses (OHCA: Out-of-hospital cardiac arrest) und mindestens 5 Minuten therapiefreiem Intervall [75, 76]. Retrospektive Analysen zeigen auch einen Nutzen der MTH bei Patienten, die einen nicht schockbaren initialen Rhythmus aufweisen oder im Krankenhaus reanimiert wurden [77]. Daher gelten die Leitlinienempfehlungen explizit auch für diese Patientengruppen.

Kontraindikation

Es gibt derzeit keine absolute Kontraindikation für den Einsatz der MTH in der Postreanimationsphase. Als relative Kontraindikationen können akute Blutungen – insbesondere an nicht komprimierbaren Gefäßen – angesehen werden.

Beginn

In manchen randomisierten Studien wurde die Zieltemperatur erst 8 Stunden nach Kollaps erreicht. Auf Grund pathophysiologischer Erkenntnisse und tierexperimenteller Studien erscheint ein früheres Erreichen der Zieltemperatur sinnvoll. Eine ausgiebige prähospitale Flüssigkeitsdruckinfusion kann zu einer höheren Komplikationsrate führen [78]. Bisherige Studien zur prähospitalen- und zur Intra-Arrest-Kühlung lassen aber derzeit keine gesicherte Empfehlung zu [78–81].

Zieltemperatur und Dauer

Ein derzeit empfohlener Zieltemperaturbereich beim Einsatz der MTH nach Reanimation liegt bei 32–34 °C (s. z.B.: http://www.ilcor.org/data/TTM-ILCOR-update-Dec-2013.pdf (23.03.2015)). Die MTH sollte über 12–24 Stunden aufrechterhalten werden. Eine neuere Untersuchung zeigt, dass eine Zieltemperatur von 36 °C ähnlich effektiv sein kann wie 33 °C [82]. Zu beachten ist aber, dass in diesem speziellen Patientenkollektiv die mediane Ischämiedauer allerdings bei nur einer

Minute lag, weil die Patienten frühzeitig eine Reanimation durch Laien erhielten [82].

Wiedererwärmung

Aus theoretischen Überlegungen wird eine moderate Wiedererwärmungsgeschwindigkeit von 0,25–0,5 °C/h empfohlen. Für insgesamt 72 Stunden nach Kollaps sollte Fieber vermieden werden [83].

Kühlmethoden

Zum Temperaturmanagement eignen sich Oberflächenkühlung und endovaskuläre Kühlmethoden. Derzeit gibt es keinen gesicherten Vorteil für eine bestimmte Methode. Experten sehen einen Vorteil in dem Einsatz von Kühlsystemen mit kontinuierlicher Temperaturmessung und integriertem Feedback-Mechanismus, welche eine bessere Temperaturkonstanz im Zielbereich gewährleisten [84, 85].

Temperaturmanagement und Akut-PCI

Die Kombination mit einer Akut-PCI bei Patienten nach Reanimation auf dem Boden eines ST-Strecken-Hebungsinfarktes gilt als sicher und praktikabel [29] und wird in den Leitlinien empfohlen [32].

E4 Koronarintervention (PCI)

Bei reanimierten Patienten besteht bei Vorliegen eines Myokardinfarktes die Möglichkeit zur Kausaltherapie. Generell kann bei Patienten mit akutem ST-Hebungsinfarkt (STEMI) die Prognose durch eine zeitnahe Wiedereröffnung des verschlossenen Kranzgefäßes entscheidend verbessert werden. Die Akut-PCI ist dabei grundsätzlich der Lysetherapie überlegen. Insbesondere bei reanimierten Patienten und bei Patienten mit kardiogenem Schock war eine Lysetherapie wenig oder nicht effektiv [86].

Ein großer Teil der reanimierten Patienten mit akutem Myokardinfarkt (STEMI) befindet sich bei Eintreffen im Krankenhaus im **kardiogenen Schock**. Diese Patientengruppe weist eine besonders hohe Sterblichkeit auf. Die Prognose kann jedoch gerade bei diesen Patienten durch die sofortige PCI erheblich verbessert werden. Hierfür ist ein strukturierter Ablauf erforderlich, mit dem Ziel der Direktübergabe der oben beschriebenen Patienten im Katheterlabor. Entscheidend dabei sind die frühe Diagnosestellung durch den Notarzt- und Rettungsdienst möglichst mittels 12-Kanal-EKG bereits unmittelbar nach dem Erreichen von ROSC und eine sofortige Infarktankündigung in der Interventionsklinik [87]. Bei 40 Kliniken des FITT-STEMI-Projektes wurde bei 70% der reanimierten Patienten prähospital ein EKG geschrieben. Dabei konnte für 42% der reanimierten STEMI-Patienten eine Direktübergabe im Katheterlabor erreicht werden. Durch den daraus resultierenden Zeitgewinn kommt es zu einer besseren Überlebensrate. Bemerkenswert ist, dass in Deutschland gut 10% aller STEMI-Patienten prähospital reanimiert werden (Angaben aus dem FITT-STEMI-Projekt).

Das Konzept Akut-PCI erfordert allerdings besondere strukturelle und organisatorische Voraussetzungen. Hierzu gehört v.a. die Verfügbarkeit und Einsatzbereitschaft des Herzkatheterlabors innerhalb von 20 Minuten rund um die Uhr, erfahrenes Assistenzpersonal und erfahrene Interventionskardiologen sowie alle Möglichkeiten einer intensivmedizinischen Betreuung im Katheterlabor.

In begründeten Fällen – persistierendes Kammerflimmern bei Verdacht auf Myokardinfarkt –, in denen eine Kreislaufwiederherstellung durch den Notarzt außerhalb der Klinik nicht möglich ist, besteht eine Indikation zum Transport unter Fortführung der CPR-Maßnahmen direkt in das Katheterlabor.

Grundsätzlich besteht somit Handlungsbedarf: Es muss erreicht werden, dass

- bei allen Patienten mit ROSC nach kardiopulmonaler Wiederbelebung (cardiopulmonary resuscitation, CPR) **prähospital ein EKG** geschrieben wird.
- Reanimierte STEMI-Patienten müssen direkt in Kliniken mit **24-Stunden-Katheter-Bereitschaft** gebracht werden, und in der Klinik muss eine **Direktübergabe im Herzkatheterlabor** sichergestellt werden.
- Simultan muss bei diesen Patienten nach den Leitlinien frühestmöglich ein Temperaturmanagement eingeleitet werden.

Diese hohen Anforderungen sind nur in spezialisierten Kliniken und nur in enger Kooperation zwischen Klinik und Rettungsdienstsystemen umsetzbar.

F Reanimationsversorgung von Neugeborenen, Kleinkindern und Kindern

F1 Grundlegende Aspekte des kindlichen Atem-Kreislauf-Stillstandes

Ein kindlicher Atem-Kreislauf-Stillstand ist ein seltenes, aber besonders zeitkritisches Ereignis. Ein wichtiges Ziel der Paediatric-Life-Support-Leitlinien (PLS) ist es, das kritisch kranke oder verletzte Kind rechtzeitig zu erkennen und zu behandeln, um den manifesten Kreislaufstillstand zu verhindern [88, 89].

Exakte Zahlen zur Inzidenz der kardiopulmonalen Reanimation bei Kindern sind für Deutschland nicht erhältlich. Gemäß Daten aus den USA ist sie etwa 20-mal geringer als bei Erwachsenen. Unter zusätzlicher Berücksichtigung lokaler Daten können damit für Deutschland etwa 3000–4000 kindliche Reanimationen pro Jahr kalkuliert werden, davon ca. ein Viertel prähospital. Umfragen zeigen, dass selbst in spezialisierten Kinderzentren mit einer relativ geringen Reanimationsinzidenz von 1–2 pro Monat gerechnet wird.

Ein formales Kindernotarztsystem wird nur in sehr wenigen deutschen Ballungszentren vorgehalten. Insbesondere präklinische Kindernotfälle werden daher überwiegend von nicht kinderspezialisierten Notfallteams versorgt. Kindernotfälle sind daher auch mit Angst und Unsicherheit aufseiten der Helfer verbunden. Dies kann durch eine gute Vorbereitung und Trainingsmaßnahmen deutlich reduziert werden [90].

Es gibt nach wie vor nur wenige klinische Studien zur kardiopulmonalen Reanimation von Kindern, sodass wesentliche Empfehlungen auf der wissenschaftlichen Evidenz von Tierversuchen und Simulationsmodellen sowie auf der Extrapolation von Erwachsenendaten beruhen. Um Erinnerbarkeit, Implementierung und Umsetzung der Leitlinien zu erleichtern, wurde großer Wert auf eine weitere Vereinfachung der pädiatrischen Leitlinien und eine möglichst weitgehende Angleichung an die Erwachsenenleitlinien gelegt. Zudem werden Kinder ab dem sichtbaren Beginn der Pubertät nunmehr wie Erwachsene behandelt [88, 91].

Primär kardiale Ursachen mit plötzlich einsetzendem Atem-Kreislauf-Stillstand und primärem Kammerflimmern (VF) bzw. pulsloser Kammertachykardie (VT) sind bei Kindern ohne Herzvitium bzw. außerhalb kinderkardiologisch-kinderkardiochirurgischer Zentren äußerst selten. Im Vordergrund stehen respiratorische (Atemwegsinfekte, Asthma, Fremdkörperaspiration, Ertrinken) bzw. zirkulatorische Störungen (Dehydratation, Traumata, Verbrennungen, Sepsis, Anaphylaxie), oft in Kombination. Auch akute neurologische Erkrankungen (Epilepsie, Vergiftungen, Schädel-Hirn-Trauma, Meningitis bzw. Enzephalitis) können sekundär durch Asphyxie mit Myokardhypoxie und konsekutiver Bradykardie zum Atem-Kreislauf-Stillstand führen. Beim kindlichen Atem-Kreislauf-Stillstand liegt daher initial meist eine pulslose elektrische Aktivität (PEA) oder eine Asystolie vor.

Durch die oft protrahierte und ausgeprägte globale Hypoxie, Hyperkapnie und Azidose bei Eintritt des Atem-Kreislauf-Stillstandes ist insbesondere präklinisch das Reanimationsergebnis meist schlecht. Die wirkungsvollste Strategie, eine permanente neurologische Schädigung oder den Tod des Kindes zu verhindern, ist daher die Verhinderung des manifesten Atem-Kreislauf-Stillstandes durch rechtzeitiges Erkennen des kritisch kranken oder verletzten Kindes und die frühzeitige und konsequente Behandlung inklusive effektiver Ersthelfermaßnahmen. Dazu gehört die Einführung von Medical Emergency Teams auch für Kinder [92] sowie die Absicherung von Gefahrenstellen, die z.B. zu tödlichen Ertrinkungsunfällen führen können.

F2 Lebensrettende Basismaßnahmen bei Kindern

Die Diagnose Kreislaufstillstand darf nicht durch Pulstasten als Entscheidungskriterium getroffen werden [93–95]. Vielmehr muss auf Lebenszeichen (Spontanbewegung, Atmen, Husten) geachtet werden. Aufgrund der hohen Wahrscheinlichkeit einer primär respiratorischen Ursache werden bei Kindern fünf initiale Beatmungen durchgeführt. Bei einem komatösen Kind, das nicht normal atmet (Cave: Schnappatmung!) und keine Kreislauf- bzw. Lebenszeichen zeigt, sollten Laien und professionelle Helfer dann umgehend mit der CPR beginnen: Thoraxkompressionen (Mitte Thorax, 4–5 cm tief, 100–120/min) und Beatmungen im Verhältnis von 15:2. Zusätzliche Kriterien für professionelle Helfer sind Pulslosigkeit oder eine relevante Bradykardie (z.B. Herzfrequenz < 60/min bei Neugeborenen) mit unzureichender Perfusion [89]. Laienhelfer oder einzelne professionelle Helfer können alternativ ein Verhältnis von 30:2 anwenden, um die perfusionslosen Intervalle durch die Wechsel zwischen Beatmung und Herzdruckmassage (No-Flow-Zeit) möglichst gering zu halten. Bei Kindern mit nicht kardial bedingtem Atem-Kreislauf-Stillstand bewirkt eine Ersthelferreanimation *mit* Beatmung ein deutlich besseres Überleben und neurologisches Ergebnis, als wenn ausschließlich eine Herzdruckmassage durchgeführt wird [96].

Zur Verwendung von AEDs mit Erwachsenenelektroden bei Kindern liegen nur Fallberichte über erfolgreiche Einsätze vor [97, 98]. Daraus resultierend werden AEDs für Kinder über einem Jahr empfohlen [88]. Der extrem selten erforderliche Einsatz von AEDs bei Säuglingen bleibt eine Einzelfallentscheidung.

Fremdkörperaspiration

Ist der Atemweg durch einen Fremdkörper verlegt und der Hustenstoß unzureichend, soll der intrathorakale Druck durch einzelne Schläge auf den Rücken sowie Thoraxkompressionen (Säuglinge) bzw. abdominelle Kompressionen (Kinder über 1 Jahr) erhöht werden, um den Fremdkörper auszustoßen. Bei Bewusstlosigkeit soll primär die Mundhöhle auf leicht entfernbare Objekte inspiziert werden, bevor dann unverzüglich mit den Thoraxkompressionen und Beatmung begonnen wird.

F3 Erweiterte lebensrettende Maßnahmen bei Kindern

Bei VF/pulsloser VT wird ein initialer Defibrillationsversuch (4 J/kg; mono- oder biphasisch) empfohlen. Anschließend erfolgt – unabhängig vom resultierenden Rhythmus – die Fortführung der Reanimation über 2 Minuten, bevor ein erneuter Defibrillationsversuch unternommen wird.

Wenn es innerhalb von einer Minute nicht gelingt, einen venösen Zugang anzulegen, soll ein intraossärer Zugang gewählt werden. Adrenalin (10 µg/kg) soll möglichst intravenös oder intraossär und – falls erforderlich – alle 3–5 Minuten (also bei jedem zweiten Zyklus) injiziert werden [88, 99]; höhere Adrenalin-Dosierungen (100 µg/kg i.v.) zeigten keinen Vorteil bzgl. Krankenhausentlassung und neurologischem Outcome [100].

Besonders wichtig sind bei Kindern das Erkennen und die Behandlung potenziell reversibler Ursachen des Atem-Kreislauf-Stillstandes, erinnerbar mithilfe des Akronyms **4 H**s und **HITS**: **H**ypoxie und **H**ypovolämie (beide mit besonders hoher Relevanz bei Kindern), **H**ypo- und **H**yperkaliämie, **H**ypothermie sowie **H**erzbeuteltamponade, **I**ntoxikation, **T**hromboembolie (koronar und pulmonal) und **S**pannungspneumothorax.

Wie bei Erwachsenen soll die **endotracheale Intubation** auch bei Kindern, insbesondere prähospital, nur bei entsprechender Expertise des Anwenders und nach strenger Indikationsstellung durchgeführt werden, da es bei Unerfahrenen regelhaft zur Verzögerung der höher priorisierten Maßnahmen der kardiopulmonalen Reanimation (Herzdruckmassage, Defibrillation) und zu schwerwiegenden Sekundärkomplikationen kommt [90, 101]. Die Verwendung von blockbaren (gecufften) Endotrachealtuben wird bei Kindern jenseits des Neugeborenenalters als sinnvoll und sicher angesehen [102]. Als rasch verfügbare und effektive initiale Maßnahme sowie als primäre Alternative zur Intubation wird die Beutel-Maske-Beatmung empfohlen. Für entsprechend geübte Anwender gilt zudem die Larynxmaske als Alternative zur endotrachealen Intubation [103], insbesondere, wenn diese schwierig ist oder misslingt sowie ggf. bei Anomalien der oberen Atemwege [104–107]. Der mutmaßliche Hauptvorteil einer Atemwegssicherung liegt in der dann möglichen, ununterbrochenen Herzdruckmassage beim

Kreislaufstillstand und damit in der Minimierung der No-Flow-Zeit.

Im Hinblick auf eine mögliche Beeinträchtigung der zerebralen Perfusion soll eine Hyperventilation bei der Reanimation von Kindern unbedingt vermieden werden. Bei gesichertem Atemweg wird eine Beatmungsfrequenz von 12–20/min empfohlen; angestrebt wird ein normaler arterieller pCO_2. Zur therapeutischen Hypothermie von reanimierten Kindern gibt es nur wenige Daten [108]. Basierend auf Studien bei Erwachsenen und bei Neugeborenen mit perinataler Hypoxie [109–112] sollte auch bei komatösen Kindern mit ROSC die Kühlung auf 32–34 °C über mindestens 24 Stunden erwogen werden [99].

F4 Reanimation von Neugeborenen

Eine kardiopulmonale Reanimation von Neugeborenen ist sehr selten erforderlich [89]. Nur etwa 1% aller reifen Neugeborenen (≥ 2500 g) benötigen Reanimationsmaßnahmen, wobei in der Regel eine Maskenbeatmung ausreicht und nur bei ca. 2 von 1000 eine Intubation erforderlich ist [113]. Beim kardiopulmonal kompromittierten Neugeborenen ist die Entfaltung der Lungen mithilfe einer Beutel-Maske-Beatmung (P_{AW} von 20–40 cm H_2O, initial 5 Beatmungen, dann ggf. 30–60/min) die essenzielle initiale Reanimationsmaßnahme. Wichtigster Erfolgsparameter ist dabei die Erholung der Herzfrequenz auf über 100/min. Zu beachten ist zudem, dass eine SpO_2 ≥ 90% ca. 10 Minuten nach Geburt physiologisch ist.

Angesichts der vorliegenden Daten zur Sauerstofftoxizität bei Neugeborenen wird initial die Beatmung mit Raumluft (FiO_2 0,21) empfohlen [114]. Bei schwieriger Maskenbeatmung und/oder endotrachealer Intubation können auch ein Rachentubus oder eine Larynxmaske erwogen werden [105–107, 115]. Ein intrapartales Absaugen von Mekonium aus der Trachea wird nicht mehr empfohlen.

Erholt sich die Herzfrequenz durch eine suffiziente Beatmung nicht, beträgt das empfohlene Thoraxkompressions-Ventilations-Verhältnis bei unmittelbar Neugeborenen im Kreißsaal 3:1, die Thoraxkompressionsfrequenz 120/min. Wenn in sehr seltenen Fällen trotz effektiver Beatmung und Thoraxkompressionen die Herzfrequenz unter 60/min bleibt, sollen 10–30 µg/kg Adrenalin i.v. oder i.o. gegeben werden. Reif geborene Neugeborene sollten nach erfolgreicher postpartaler Reanimation einer milden Hypothermie unterzogen werden (33,5–34,5 °C über 72 h) [109–112, 116]. Bei allen anderen Neugeborenen ist postpartal unbedingt auf den Erhalt der Normothermie zu achten, was – insbesondere bei Frühgeborenen – durch unmittelbar postpartales Einwickeln des Stamms und der Extremitäten in Haushaltsfolie oder in einen Lebensmittelbeutel erreicht werden kann. Bei Neugeborenen, die trotz suffizient durchgeführter CPR-Maßnahmen nach mehr als 10 Minuten noch keine Lebenszeichen (Herzschlag!) aufweisen, kann ein Abbruch der CPR *erwogen* werden.

F5 Kindernotfallmedizinische Kursformate

Zur notfallmedizinischen Versorgung von Kindern bieten ERC und GRC drei standardisierte Kursformate an: Der zwei- bis dreitägige **EPLS-(European Paediatric Life Support)-Kurs** für Ärzte, Pflege- und Rettungsdienstpersonal, die regelmäßig mit der Versorgung kritisch kranker oder verletzter Kinder betraut sind; der eintägige **EPILS-(European Paediatric Immediate Life Support)-**Kurs für die unmittelbare Erstversorgung von Kindern mit manifestem oder drohendem Atem-Kreislauf-Stillstand; und der eintägige NLS-(Newborn Life Support)-Kurs für die unmittelbar postpartale Neugeborenenversorgung. Auch andere Organisationen bieten kindernotfallmedizinische Kursformate an.

G Besonderheiten der Reanimationsversorgung bei kardialen Ursachen und Traumapatienten

G1 Kardiale Ursachen

Bei gut 70% der reanimierten Patienten besteht initial Kammerflimmern, in den verbleibenden Fällen besteht eine Asystolie oder eine pulslose elektrische Aktivität.

Häufigste kardiale Ursache ist die koronare Herzerkrankung (KHK). Zusammengenommen ist bei bis zu 80% aller Fälle mit Kreislaufstillstand ein akuter Myokardinfarkt oder eine chronische KHK mit LV-Funktionsstörung und Ischämie ursächlich. Seltener sind Myokarditis, hypertensive oder dilatative Kardiomyopathie und angeborene oder erworbene Klappenvitien der Grund für den Kreislaufstillstand (10–15%). Ganz selten kann auch die Tako-Tsubo-Kardiomyopathie Ursache für Kammerflimmern sein. Hinzu kommen Patienten mit Lungenembolie (ca. 5%).

Nur indirekt kardialer Genese ist das Auftreten von Kammerflimmern bei Long-QT-Syndrom unter Einfluss von Medikamenten oder Drogen und bei Elektrolytentgleisungen.

Da Kammerflimmern üblicherweise sehr früh im Kontext eines Koronarverschlusses auftritt, findet sich bei Myokardinfarkt der Herz-Kreislauf-Stillstand meistens bereits vor der Einlieferung in ein Krankenhaus. Die frühzeitige EKG-Diagnose ist dann von großer Bedeutung; gerade bei reanimierten Patienten stellen ST-Streckenhebungen im EKG die Indikation zur sofortigen Koronarangiografie mit primärer PCI dar. Durch diese Kausaltherapie kann bei den Patienten die sonst schlechte Prognose erheblich verbessert werden.

Aufgrund der hohen Prävalenz von Koronarverschlüssen und der Problematik der EKG-Interpretation nach überlebtem Herz-Kreislauf-Stillstand wird nach den neuen Leitlinien der European Society of Cardiology (ESC) die sofortige Angiografie bei hochgradigem Verdacht auf einen ablaufenden Infarkt auch bei nicht eindeutigen oder fehlenden ST-Hebungen empfohlen [117]. Im Grunde ist aber auch bei nahezu allen anderen reanimierten Patienten die Koronarangiografie zur schnellen Ursachenklärung erforderlich. Die Umsetzung eines solchen Konzeptes ist nur in spezialisierten Kliniken mit 24-Stunden-PCI-Bereitschaft möglich [70, 118].

G2 Trauma

Das schwere Trauma stellt bei Menschen bis zum 42. Lebensjahr die häufigste Todesursache in den deutschsprachigen Ländern dar. Hauptursache sind Unfälle in häuslicher Umgebung, im Straßenverkehr und bei Freizeitaktivitäten. In den vergangen Jahrzehnten wurde fälschlicherweise postuliert, dass die Reanimation bei traumatisch bedingtem Herz-Kreislauf-Stillstand hoffnungslos sei. In den letzten Jahren konnten verschiedene Arbeiten zeigen, dass eine nicht unerhebliche Anzahl von Patienten nach traumatisch bedingtem Herz-Kreislauf-Stillstand erfolgreich wiederbelebt werden konnte [119, 120]. Zahlen aus dem Deutschen Reanimationsregister und dem Traumaregister zeigen eine Überlebensrate mit gutem neurologischem Ergebnis von 2% [120]. Dieser Fakt gibt Anlass zur Hoffnung.

Im Moment muss davon ausgegangen werden, dass aufgrund der fälschlicherweise negativen Erwartung nicht bei jedem traumatisch bedingten Herz-Kreislauf-Stillstand eine Reanimation begonnen wird. Da es sich meistens um junge und gesunde Menschen handelt, ist ein Reanimationsversuch indiziert, solange keine Zeichen einer nicht überlebbaren Verletzung vorliegen.

Dem traumatisch bedingten Herz-Kreislauf-Stillstand liegt eine andere Pathophysiologie zu Grunde als beim plötzlichen Herztod. Dies muss bei der Reanimationsbehandlung berücksichtigt werden. Insbesondere muss bereits in der Frühphase der Reanimation der Patient auf potenziell reversible Ursachen untersucht werden. Hier sind insbesondere der Spannungspneumothorax, die Herzbeuteltamponade, die Hypoxie und die Hypovolämie zu diagnostizieren. Diese für das Überleben des Patienten relevanten Probleme müssen neben den Standardreanimationsmaßnahmen (effektive Thoraxkompression, Atemwegsmanagement, Elektrotherapie etc.) rasch therapiert werden. Hierzu zählen u.v.a.m. Blutstillung und Volumentherapie, aber auch invasive Prozeduren, die bereits in der Frühphase notwendig werden (Entlastung bei Spannungspneumothorax, Thorakotomie etc.). Die Patienten müssen dann schnellstmöglich in ein geeignetes Traumazentrum gebracht werden.

Die Besonderheiten der Reanimation beim traumatisch bedingten Herz-Kreislauf-Stillstand müssen in der Aus- und Fortbildung von Notarzt und Rettungsdienstpersonal stärker vermittelt werden. Dabei können Algorithmen und Teamtraining helfen [121, 122].

H Ethische Aspekte und Prognostik

H1 Ethische Aspekte, Reanimationsdauer und Abbruchkriterien

Die Todesfeststellung ist in Deutschland eine ärztliche Aufgabe und kann nicht delegiert werden. Die Entscheidung, wann ein Reanimationsversuch erfolglos ist, stellt eine komplexe Herausforderung dar. Die grundlegenden ethischen Prinzipien und das Selbstbestimmungsrecht des Patienten sind für den Notarzt außerhalb der Klinik häufig aufgrund fehlender Informationen schwieriger umzusetzen als für den behandelnden Arzt im Krankenhaus [123].

Reanimationsdauer

Es herrscht wissenschaftlicher Konsens darüber, dass bei bestehendem Kammerflimmern/ventrikulärer Tachykardie eine Reanimation fortgesetzt werden soll, im Einzelfall bis zur Kausaltherapie im Katheterlabor. Bei einer Asystolie oder elektromechanischen Entkopplung kann keine Aussage zur Mindestdauer einer Reanimation getroffen werden [30]. Eine Studie an über 64 000 Patienten mit innerklinischem Herz-Kreislauf-Stillstand konnte keine optimale Reanimationsdauer definieren. Unabhängig von der Reanimationsdauer fanden sich keine Unterschiede im neurologischen Outcome. Allerdings hatten nach Risikoadjustierung die Patienten mit längerer Reanimationsdauer (> 30 Minuten) ein höheres Primärüberleben [124]. Dies bedeutet, dass im Einzelfall auch eine Reanimationsdauer von 120 Minuten und mehr indiziert sein kann.

Reanimations-Abbruchkriterien

Die Entscheidung, einen Reanimationsversuch nach Ausschluss oder Behandlung aller potenziell reversiblen Ursachen abzubrechen, ist eine notärztlich Entscheidung, basierend auf medizinischen und ethischen Grundprinzipien. Trotz ihrer großen Bedeutung fehlen wissenschaftlich fundierte Prognosefaktoren oder Abbruchkriterien mit Aussagen zum Langzeitüberleben oder zum neurologischen Outcome [123].

Die Pupillenweite und der Pupillenreflex haben während der Reanimation keinerlei prognostische Aussagekraft.

Als indirekter Parameter für das Herzzeitvolumen wird zunehmend die **endtidale Kohlendioxidkonzentration (etCO$_2$)** herangezogen. Diese dient nicht nur der obligaten Lagekontrolle des endotrachealen Tubus, sondern auch der Effektivitätskontrolle der Thoraxkompression und ist ein frühzeitiger Indikator eines Spontankreislaufs. Wenn über 20 Minuten der Grenzwert von 10 mmHg (1,33 kPa) $etCO_2$ nicht überschritten werden kann, hat der Patient kaum eine Überlebenschance [125]. Dieser Grenzwert wird allerdings kontrovers diskutiert.

Aufgrund der zum Teil geringen Sensitivität des Prognosefaktors $etCO_2$ wird empfohlen, den Verlauf des $etCO_2$ mit weiteren Faktoren zu kombinieren [125].

Leicht erfassbare und validierte **Prognosefaktoren für eine infauste Reanimation** sind:
- Kollaps nicht durch den Rettungsdienst beobachtet.
- Keine Indikation zur Defibrillation.
- Kein Spontankreislauf außerhalb der Klinik erreicht.
- Kollaps nicht durch Laien beobachtet.
- Keine Laienreanimation.

In einer retrospektiven Analyse an mehr als 5000 Patienten zeigte sich, dass es zu keinem Spontankreislauf kam, wenn alle fünf Kriterien zutrafen (100% Sensitivität) [126].

Fazit: Der Verlauf des $etCO_2$ mit diesen fünf Prognosefaktoren kann dem Notarzt als weitere Entscheidungshilfe dienen.

H2 Vorhersagefaktoren zur Bestimmung der Prognose nach Herz-Kreislauf-Stillstand

Erfreulicherweise sind neurologisches Ergebnis und Lebensqualität der nach Reanimation aus dem Krankenhaus entlassenen Patienten in den allermeisten Fällen sehr gut [127, 128].

Gleichzeitig sterben noch immer 70% der Patienten nach Wiedereinsetzen eines Spontankreislaufs. Hierfür sind hauptsächlich myokardiale und neurologische Schäden verantwortlich [1, 9, 10, 129]. Letztere entwickeln sich primär in Abhängigkeit von der Ischämiedauer, aber auch sekundär durch mangelnde Reperfusion und Reoxygenierungsschäden in der Postreanimationsphase. Die aktuellen Behandlungskonzepte mit Temperaturmanagement, PCI sowie zielgerichteter hämodynamischer und zerebrozentrierter Intensivtherapie verbessern die Prognose [31, 52, 69, 73].

Es ist ethisch geboten, eine Intensivtherapie zu beenden, wenn die erreichbaren Therapieziele nicht mit dem mutmaßlichen Patientenwillen übereinstimmen. Das sichere Erkennen von neurologischen Defiziten und das Erstellen einer verlässlichen Prognose sind daher wichtig, um die Behandlungsstrategie für den individuellen Patienten festzulegen. Besonders im Hinblick auf Limitierung oder Beendigung einer Therapie nach initial überlebtem Herz-Kreislauf-Stillstand sind Untersuchungen mit einer hohen Spezifität und der damit verbunden niedrigen Falsch-Positiv-Rate (FPR) von großer Bedeutung. Eine aktuelle Untersuchung zeigt, dass mindestens 10% der Patienten, bei denen eine frühzeitige Therapieeinstellung innerhalb von 72 Stunden nach Wiedererwärmung durchgeführt wird, neurologisch intakt überleben würden [130].

Einfluss der therapeutischen Hypothermie

Die therapeutische Hypothermie erschwert die zuverlässige Prognoseeinschätzung. Dies ist durch die Verwendung von Sedativa und Analgetika und durch die Hypothermie per se bedingt.

Um bei Patienten nach therapeutischer Hypothermie eine valide Aussage zum Überleben treffen zu können, sollen Untersuchungen zur Vorhersage des Überlebens frühestens 72 Stunden nach Kollaps und mindestens 24 Stunden nach der letzten Applikation von Sedativa, Anästhetika, Muskelrelaxanzien und Opiaten erfolgen.

Potenzielle Vorhersagefaktoren

Klinische Untersuchungen

Pupillenreaktion auf Licht. Von den klinischen Untersuchungen hat der Pupillenreflex die zuverlässigste Aussagekraft. Die Pupillenreaktion bietet eine valide Aussage, sofern eine Hypothermie, eine Hypotension oder die Restwirkung von Sedativa und Muskelrelaxanzien ausgeschlossen werden. Das Fehlen des Pupillenreflexes auf beiden Seiten 72 Stunden nach Kollaps zeigt mit einer FPR von 0% eine schlechte Überlebensprognose an [131].

Myoklonien und Status epilepticus. Frühmyoklonien können während der therapeutischen Hypothermie durch die Verwendung von Sedativa und Muskelrelaxanzien unterdrückt werden und erst nach Wiedererwärmung und Beendigung der Medikamentengabe erkennbar sein. Es existieren zahlreiche Fallberichte und Fallserien, bei denen Patienten trotz Auftreten von Myoklonien und Status epilepticus ein gutes neurologisches Überleben zeigen, sodass das Auftreten dieser Symptome in Kombination mit Hypothermie keine zuverlässige Aussage zulässt [132].

Reaktion auf Schmerz. Die Reaktion auf Schmerz ist ein unsicherer Test zur Vorhersage des Überlebens. Vor allem unter Hypothermie kommt es im Vergleich zur Normothermie zu einer hohen FPR. Die Reaktion auf Schmerz ist als prädiktiver Faktor während der Hypothermie nicht verwendbar.

Elektrophysiologische Indikatoren

Elektrophysiologische Untersuchungen sind ein wichtiger Bestandteil zur Vorhersage des Überlebens. Auch wenn es sich dabei um einfache und nicht-invasive Untersuchungsmethoden handelt, sind sie dennoch nicht überall verfügbar und mitunter schwer zu interpretieren. Der Einfluss der Hypothermie auf die Vorhersagekraft der elektrophysiologischen Untersuchungen ist aktuell noch nicht vollständig geklärt.

Somatosensorisch evozierte Potenziale (SEP). Die Aussagekraft der SEPs bei Patienten mit Normothermie ist gut untersucht und hat eine FPR von 0,7% [131]. Obwohl neuere Untersuchungen eine verlässliche Vorhersage des Medianus-SEPs auch während der Hypothermie und unter sedierenden und analgetischen Substanzen zeigen, sollte eine therapieentscheidende Bestimmung der SEPs frühestens 72 Stunden nach Kollaps und Beendigung der Sedierung erfolgen.

Elektroenzephalografie (EEG). Das EEG ist eine valide Methode zur Vorhersage des Überlebens unter Normothermie. Das Vorliegen eines areaktiven EEGs gilt bei normothermen Patienten ohne Sedierung und Anästhesie als infauste Prognose. Die FPR unter Anwendung der Hypothermie liegt vor allem in der Frühphase (24–72 h) bei bis zu 3% [133]. Die Verwendung von EEG-basierten Vorhersagefaktoren (Burstsupression EEG, Status epilepticus) sollte erst 72 h nach Kollaps erfolgen.

Biochemische Marker

Neuronenspezifische Enolase (NSE). Es gibt zahlreiche Fallberichte von Patienten mit therapeutischer Hypothermie und einem guten neurologischen Überleben auch nach extrem erhöhten NSE-Serumwerten (> 100 ng/ml) [134]. Es ist deshalb aktuell unmöglich, einen Grenzwert zu definieren. Ein erhöhter NSE-Serumwert schließt ein gutes Überleben keinesfalls aus.

Protein S-100. Ebenso wie bei der NSE wird auch die Vorhersagekraft von S-100 durch die Anwendung der therapeutischen Hypothermie noch zusätzlich geschmälert. Die aktuellen Erfahrungen reichen auch hier keinesfalls aus, um einen Grenzwert festzulegen.

Konsequenzen

Die prognostische Einschätzung von Patienten nach Herz-Kreislauf-Stillstand ist und bleibt eine große Herausforderung. Um eine verlässliche Aussage treffen zu können, müssen Patienten normotherm sein, und eine bestehende Restwirkung von beeinflussenden Medikamenten muss ausgeschlossen werden. Weitreichende Entscheidungen wie die Limitierung oder Einstellung einer Therapie dürfen deshalb nicht auf dem Ergebnis eines einzigen Prognosewerkzeugs beruhen und keinesfalls früher als 72 Stunden nach Kollaps getroffen werden [135–138].

I Aus-, Fort- und Weiterbildung im Bereich der Reanimationsversorgung

I1 Reanimationskurse des European Resuscitation Council (ERC)

Der ERC, in Deutschland vertreten durch den Deutschen Rat für Wiederbelebung – German Resuscitation Council (GRC), bietet Kursformate für das Erlernen von Wiederbelebungsmaßnahmen im Bereich Erwachsenenreanimation, Kinderreanimation sowie Reanimation des Neugeborenen an. Die verschiedenen Formate richten sich sowohl an Laienhelfer als auch an professionelle Helfer und behandeln je nach Kurs Basismaßnahmen bzw. erweiterte Maßnahmen der Reanimation. Weitere Informationen über die Kursformate und Kurstermine finden sich im Internet unter www.erc.edu bzw. www.grc-org.de.

Darüber hinaus werden von den im GRC vertretenen Hilfsorganisationen die Kursformate Lebensrettende Sofortmaßnahmen sowie Erste Hilfe angeboten, in denen auch Wiederbelebungsmaßnahmen geschult werden.

I2 Empfehlung der Aus-, Fort- und Weiterbildung

Notärzte

Die Fort- und Weiterbildung der Notärzte muss die qualitativ hochwertig und unterbrechungsarm ausgeführten Basismaßnahmen der Reanimation, die erweiterten Maßnahmen sowie diagnostische und weitere nicht technische Fähigkeiten beinhalten. Als Teamführer im prähospitalen Setting muss der Notarzt besondere Fähigkeiten hinsichtlich der sogenannten Soft Skills wie Führungsqualität, Teamfähigkeit, Prozesssteuerung und strukturierte Kommunikation besitzen. Durch eine solche Ausbildung wird die Reanimationsqualität verbessert und die Überlebensrate gesteigert.

Das erweiterte Training der Notärzte sollte Folgendes einschließen:
- das Management des schwierigen Atemwegs,
- die Diagnostik und Behandlung der reversiblen Ursachen,
- die Erkennung und Therapie von kardialen Arrhythmien,
- die Anlage der verschiedenen Gefäßzugänge,
- die Indikation und Dosierung der notwendigen Medikamente,

- die Reanimation unter speziellen Umständen (Elektrolytstörungen, Vergiftungen, Ertrinken, akzidentelle Hypothermie, Hyperthermie, Asthma, Anaphylaxie, Kardiochirurgie, Trauma, Schwangerschaft, Stromschlag),
- die Postreanimationstherapie sowie
- die ethischen Aspekte der Reanimatologie [139].

Da dem Debriefing im Qualitätsmanagement sowohl für die Verbesserung von Teamleistung und einzelnen Maßnahmen als auch für die psychische Gesundheit der Helfer eine besondere Bedeutung zukommt, sollte es ebenfalls Berücksichtigung finden.

Es erscheint sinnvoll, regelmäßig und mindestens einmal im Jahr den Reanimationsteams ein Feedback im Sinne des Reanimationserfolges zu geben.

Der **Advanced-Life-Support-Kurs (ALS-Kurs)** des ERC bereitet den Arzt optimal auf die Leitung eines präklinischen Teams bei der Reanimation vor und sollte Voraussetzung für die notärztliche Tätigkeit sein. Die Rezertifizierung im ALS-Kurs soll alle 5 Jahre erfolgen. Der Einsatz von Simulationen für die technischen und nicht technischen Fertigkeiten soll essenzieller Bestandteil der Fortbildung sein, da mit ihrer Hilfe neben den technischen Maßnahmen besonders die Interaktionen des Reanimationsteams und Führungs- und Kommunikationsfähigkeiten trainiert werden. Zu diesem Zweck sollte im Training auch eine realistische, dem jeweils eigenen Berufsbild entsprechende Rollenverteilung eines multiprofessionellen Teams ermöglicht werden.

Im Krankenhaus tätige Ärzte

Durch verschiedene Ausbildungsmodule im Medizinstudium verfügen viele Krankenhausärzte zumindest über grundlegende Kenntnisse und Fähigkeiten in der Reanimation [140]. Darüber hinaus werden zahlreiche Krankenhausärzte im Rahmen des 80-Stunden-Kurses Notfallmedizin in den erweiterten Maßnahmen der Wiederbelebung geschult [141].

Für Deutschlands Krankenhausärzte besteht jedoch derzeit keinerlei Verpflichtung, regelmäßig Fort- und Weiterbildungen der Reanimationsversorgung zu absolvieren. Wenn in Krankenhäusern Schulungen zum Thema Reanimation gewünscht werden, so ist die Motivation dafür häufig ein Zertifizierungsverfahren, in dessen Rahmen der Nachweis eines notfallmedizinischen Behandlungskonzeptes inklusive Schulungen gefordert wird. Selbst für innerklinische Reanimationsteams oder Medical Emergency Teams gibt es keine Vorgaben für eine definierte Ausbildung in Reanimationsmaßnahmen [141].

Die etablierten Kurskonzepte des German Resuscitation Council (GRC) sind für die Ausbildung in den Basismaßnahmen bzw. den erweiterten Maßnahmen der Wiederbelebung besonders geeignet:
- Alle in Krankenhäusern tätigen Ärzte sollten zumindest einen – vom GRC zertifizierten – **Immediate-Life-Support-Kurs (ILS-Kurs)** absolviert haben, damit sie Patienten bis zum Eintreffen eines spezialisierten Teams adäquat behandeln können.
- Ärzte, zu deren Aufgaben die Durchführung erweiterter Maßnahmen der

Wiederbelebung (z.B. im OP, in der Notaufnahme, auf Intensivstation, im Reanimationsteam) gehören, sollten einen **ALS-Kurs** absolviert haben.
- Für Personal, das mit der Wiederbelebung von Kindern konfrontiert wird, existieren analoge Konzepte (**European Paediatric Life Support (EPLS)**, **European Immediate Paediatric Life Support (EPILS)**).

Alle Krankenhäuser sollten ein innerklinisches Weiterbildungskonzept vorhalten, sodass das ärztliche und nicht ärztliche Personal in den Maßnahmen der Wiederbelebung entsprechend geschult ist [142].

Fazit: Alle Krankenhausärzte und das nicht ärztliche Personal sollen entsprechend ihrem Aufgabenbereich in den Basismaßnahmen bzw. den erweiterten Maßnahmen der Wiederbelebung geschult sein. Alle Kliniken sollen quantitativ und qualitativ entsprechende Aus- und Weiterbildungen anbieten [143].

Niedergelassene Ärzte

Die Weiterbildungsordnungen der Landesärztekammern sehen für viele Gebiete und Schwerpunkte vor, dass zu den Inhalten der Weiterbildung auch die Behandlung akuter Notfälle und die Wiederbelebung gehören.

Bei einer Inzidenz von etwa 30–90 Reanimationen pro 100 000 Einwohner pro Jahr dürften die wenigsten niedergelassenen Ärzte überhaupt einmal in die Situation kommen, Wiederbelebungsmaßnahmen durchführen zu müssen, es sei denn, sie nehmen aktiv am Notarztdienst teil. Dennoch, oder gerade deshalb, ist es von großer Bedeutung, dass niedergelassene Ärzte und Praxisteams, die regelmäßig – nicht zuletzt bei Notfällen – die ersten Ansprechpartner im Gesundheitssystem sind, mindestens die Basismaßnahmen der Wiederbelebung sicher beherrschen. Jeder Arzt und jedes Praxisteam muss in der Lage sein, bis zum Eintreffen des Notarzt- und Rettungsdienstes die Basismaßnahmen der Reanimation suffizient durchzuführen, im Extremfall auch nach der Ein-Helfer-Methode bis zum Eintreffen des Rettungsdienstes.

Regional bieten die Hilfsorganisationen auch für Teams von Arztpraxen Wiederbelebungskurse an, bei denen der Schwerpunkt auf der Durchführung von Basismaßnahmen, ggf. unter Zuhilfenahme eines AED, liegt. Diese Kurse werden auch als BLS/AED-Kurs oder ILS-Kurs vom GRC/ERC mit entsprechender Zertifizierung durchgeführt.

Der Nutzen einer weiterführenden Ausbildung in den erweiterten Maßnahmen der Wiederbelebung (Atemwegssicherung, i.v.-Zugang, Medikation etc.) erscheint für Praxisteams hingegen fragwürdig. Um die erweiterten Maßnahmen der Wiederbelebung suffizient durchführen zu können, bedarf es eines trainierten Teams. Hat ein Team aber wenig Routine, besteht die Gefahr, dass durch den gut gemeinten Versuch, auch die erweiterten Maßnahmen der Wiederbelebung anzuwenden, die Basismaßnahmen nicht mehr qualitativ hochwertig durchgeführt werden.

Daher ist bei fehlenden personellen Ressourcen und mangelnder Routine, weniger – im Sinne einer Beschränkung auf die Basismaßnahmen – mehr.

Fazit: Alle niedergelassenen Ärzte und ihre Praxisteams sollen **jährlich** Wiederbelebungsmaßnahmen trainieren und mindestens alle 5 Jahre einen zertifizierten ILS-Kurs des GRC/ERC absolvieren.

Rettungsfachpersonal

Nicht selten trifft im Notarzt- und Rettungsdienst die RTW-Besatzung als erste beim kollabierten Patienten ein und trifft auf eine komplexe Situation. Es gilt schnellstmöglich die Diagnose des Herz-Kreislauf-Stillstandes zu stellen und mit suffizienten Reanimationsmaßnahmen zu beginnen.

Über viele Jahre wurde versucht, möglichst viele erweiterte Maßnahmen in die Zwei-Helfer-Reanimation einzupflegen [144]. Dies hatte zur Folge, dass wesentliche Maßnahmen wie insbesondere die Thoraxkompressionen vernachlässigt wurden [144]. Basierend auf den heutigen Erkenntnissen muss die initiale Reanimation auch zu zweit den Schwerpunkt auf exzellent ausgeführte Thoraxkompressionen, ggf. eine schnellstmögliche Defibrillation und ein bedarfsgerechtes Atemwegsmanagement legen [145]. Dies muss in der Ausbildung vermittelt und trainiert und jährlich im Rahmen der Pflichtfortbildung immer wieder geübt und zertifiziert werden. Die Defibrillation sollte manuell erfolgen, da so die Unterbrechungen der Thoraxkompressionen reduziert werden [146]. Um die Aus- und Fortbildung auf einem qualitativ hochwertigen Niveau sicherzustellen, sind besonders qualifizierte und zertifizierte Ausbilder notwendig. Hier ist zu fordern, dass Reanimationsausbilder nachweisen, dass sie sowohl das medizinische Fachwissen besitzen als auch pädagogisch entsprechend qualifiziert sind. Für die fachliche Expertise sind die standardisierten Kurse wie z.B. die ALS-Provider-Kurse oder die EPLS-Kurse des ERC als adäquat anzusehen.

Gesundheitsfachberufe

Die Häufigkeit des innerklinischen Herz-Kreislauf-Stillstandes wird in der Literatur mit 1–5 pro 1000 stationäre Aufnahmen angegeben [33]. Die Überlebensrate bis Klinikentlassung liegt hier bei etwa 20% [33].

Um das bestmögliche Outcome bei innerklinischen Notfällen zu erreichen, muss gewährleistet sein, dass kritisch kranke Patienten rechtzeitig identifiziert und adäquat behandelt werden. Zusätzlich müssen alle Gesundheitseinrichtungen dafür Sorge tragen, dass bei Eintreten eines Herz-Kreislauf-Stillstandes bereits durch das initial anwesende Fachpersonal eine leitliniengerechte Reanimationsbehandlung erfolgt.

Für alle Gesundheitsfachberufe ist zu fordern, dass schon in der Ausbildung die Untersuchung und Einschätzung derjenigen einfachen physiologischen Parameter geschult wird, die es ermöglichen, kritische Zustände zuverlässig zu erkennen.

12 Empfehlung der Aus-, Fort- und Weiterbildung

Hierzu zählen vor allem Puls, Blutdruck, Atemfrequenz, Bewusstsein, Temperatur sowie die pulsoxymetrisch gemessene Sauerstoffsättigung. Verschiedene Gesundheitseinrichtungen verwenden unterschiedliche Triggerkriterien für eine intensivere Überwachung der Patienten und die Alarmierung des medizinischen Notfallteams [147]. Dementsprechend sollen die Krankenhäuser dafür Sorge tragen, dass alle am Patienten arbeitenden Mitarbeiter in das an der jeweiligen Einrichtung verwendete System eingewiesen sind.

In allen Gesundheitsfachberufen sollen zudem bereits während der Ausbildung die wichtigsten Maßnahmen bei medizinischen Notfällen geschult werden, damit einfache lebensrettende Maßnahmen bereits vor Eintreffen eines professionellen Notfallteams bzw. des Rettungsdienstes zuverlässig ergriffen werden können. Für alle Gesundheitsfachberufe sind regelmäßige praktische Schulungen im Notfallmanagement zu fordern.

Alle am Patienten arbeitenden Mitarbeiter in ambulanten Einrichtungen und Krankenhäusern sollen geschult werden, die Basismaßnahmen der Wiederbelebung qualitativ hochwertig durchzuführen. Es ist bekannt, dass die praktischen Fertigkeiten der Reanimation (vor allem Thoraxkompressionen) unmittelbar nach einer Schulung suffizient sind, die Maßnahmen aber bereits nach 6 Monaten nicht mehr ausreichend beherrscht werden. Eine repetitive Schulung verbessert die Qualität der Reanimation messbar [34].

Fachpersonal als Ausbilder

Aus-, Fort- und Weiterbildung im Bereich der Reanimationsversorgung setzt besonders qualifizierte und zertifizierte Ausbilder voraus. Somit ist für Fachpersonal mit Schulungsaufgaben zu fordern, dass es fachlich höchst kompetent und auch pädagogisch entsprechend qualifiziert ist. Ein Berufsabschluss in den Gesundheitsberufen allein reicht als Qualifikation für eine Schulungstätigkeit nicht aus.

Für die Erlangung der fachlichen Expertise sind standardisierte Kurse wie z.B. die **ALS-Provider-Kurse** oder die **EPLS-Provider-Kurse** des ERC oder vergleichbare Formate als adäquat anzusehen [139]. Um geeignete Ausbilder zu identifizieren und sie zu trainieren, existiert eine etablierte Methode innerhalb der Kurse des ERC: So werden Teilnehmer als potenzielle Instruktoren identifiziert, die sich durch ein herausragendes Kursergebnis auszeichnen und während eines Provider-Kurses Sachkompetenz, besonders aber Führungsqualitäten, Teamfähigkeit, Hilfsbereitschaft, Motivation und klinische Kompetenz zeigen. Diese ausgewählten Teilnehmer können im Anschluss einen **Instruktoren-Kurs** (Generic Instructor Course) absolvieren, der sie speziell auf die zukünftige Tätigkeit vorbereitet.

Auch Fachpersonal muss unabhängig von der Grundqualifikation Kenntnisse und Fertigkeiten zu BLS- und ALS-Techniken regelmäßig auffrischen, um sie auf dem aktuellen Stand der jeweils gültigen Leitlinien zu halten [139].

Laienausbildung

Je schneller es dem Laien gelingt, durch Basismaßnahmen der Wiederbelebung einen Blutfluss zu Herz und Hirn zu etablieren, desto besser sind die Chancen für den Patienten. Hierbei zählt jede Minute.

In Deutschland findet die Laienausbildung vorwiegend in Kursen zu Lebensrettenden Sofortmaßnahmen und Erster Hilfe statt. Diese sind u.a. verpflichtend für Führerscheinbewerber, Ersthelfer in Unternehmen oder Übungsleiter. Jährlich werden über 2 Mio. Personen ausgebildet, insgesamt hatten mehr als 60 Mio. Menschen in Deutschland Kontakt mit diesen Kursen.

Ganz offensichtlich ist jedoch diese Art der Laienausbildung für die Behandlung des plötzlichen Herztodes nicht ausreichend, da in Deutschland derzeit nur 20% der Patienten mit Kreislaufstillstand tatsächlich Wiederbelebungsmaßnahmen durch Laien erhalten [17]. Diese Quote ist in anderen europäischen Ländern deutlich höher [19, 148], weswegen unsere Konzepte nachhaltig verbessert werden müssen [149, 150].

Hierzu sind niederschwellige Angebote, einfache Wiederholungskurse und öffentlich geförderte Programme notwendig. In Dänemark konnte durch solche Programme die Laienreanimationsquote und damit das Überleben über einen Zeitraum von 10 Jahren verdreifacht werden [21]. Mit der Woche der Wiederbelebung oder der Aktion: Ein Leben retten. 100 pro Reanimation wurden in Deutschland bereits entsprechende Initiativen erfolgreich gestartet.

Die Bundesarbeitsgemeinschaft Erste Hilfe (BAGEH) – begründet von den vier Hilfsorganisationen Arbeiter-Samariter-Bund, Deutsches Rotes Kreuz, Johanniter-Unfall-Hilfe und Malteser Hilfsdienst und erweitert um die Deutsche Lebens-Rettungs-Gesellschaft – widmet sich u.a. der Verbesserung der Ersten Hilfe durch Laien. Mittlerweile hat die BAGEH die neuen Erkenntnisse zur Laienausbildung aufgegriffen. Die neuen Erste-Hilfe-Kurse sind auf 9 Unterrichtsstunden verkürzt und konzentrieren sich auf lebensrettende und einfache Erste-Hilfe-Maßnahmen. Auch hat die BAGEH in Zusammenarbeit mit dem GRC ein Ausbildungskonzept für einen mehrstufigen Reanimationsunterricht innerhalb der Schul-Curricula vorgelegt.

Fazit: Die Schulung der Reanimationsmaßnahmen ist ein unverzichtbarer Bestandteil jeglicher Laienausbildung. Dabei ist es notwendig, die einmal erlernten Fertigkeiten durch Wiederholungsschulungen in allen Gesellschaftsschichten – wie das Lesen und Schreiben – zu fixieren.

Ausbildung in Schulen

Die Ausbildung von Schülern in Reanimationsmaßnahmen ist sehr erfolgreich [151–155]. Das Thematisieren von Wiederbelebung und Reanimation erhöht die Aufmerksamkeit für das Phänomen des Herz-Kreislauf-Stillstandes. Schüler, aber auch Lehrer sind wichtige Multiplikatoren im privaten, aber auch im öffentlichen Raum. Langfristig wird so der Anteil

Alter der Schülerinnen und Schüler

Bereits vierjährige Kinder können einen Herz-Kreislauf-Stillstand erkennen, einen Notruf absetzen und den Atemweg öffnen [156]. Allerdings benötigt es eine gewisse körperliche Kraft, um Thoraxkompressionen suffizient durchführen zu können [151, 152]. Bei früherem Trainingsbeginn können Schüler am Ende ihrer Schulzeit bessere Ergebnisse erreichen als Schüler, die später mit dem Training begannen [151]. Kinder weisen hinsichtlich Erster Hilfe eine höhere Motivation und geringere Hemmungen auf als Jugendliche oder Erwachsene [157]. Auf Initiative des GRC und der deutschen Anästhesiologie empfiehlt der Schulausschuss der Kultusministerkonferenz seit Mitte 2014 deutschlandweit die Ausbildung der Schüler für 2 Stunden pro Jahr in Wiederbelebungsmaßnahmen ab der 7. Klasse durch entsprechend ausgebildete Lehrer.

Curriculum und Ausbildungsstruktur

Der GRC hat gemeinsam mit der Bundesarbeitsgemeinschaft Erste Hilfe ein Curriculum für den Reanimationsunterricht in Schulen erarbeitet (www.grc-org.de) [158]. Die wiederholte Schulung der Maßnahmen ist essenziell. Ein einmaliges Training führt auch bei Kindern ohne Wiederholungen nur zu kurzfristigen Lernerfolgen [159, 160]. Es konnte kein Vorteil des Einsatzes einer bestimmten Berufsgruppe (Lehrer, Rettungsfachpersonal, Pflegekräfte oder Ärzte) als Trainer beim Wiederbelebungsunterricht in Schulen festgestellt werden. Alle Berufsgruppen eignen sich daher, um die Wiederbelebung zu unterrichten. Ein einmaliges Training pro Jahr als Kombination aus Theorie und Praxis ist notwendig und ausreichend [151].

J Maßnahmen zur Förderung von Versorgungsqualität und Patientensicherheit

J1 Reanimationsnetzwerke und Cardiac-Arrest-Zentren

Reanimationsnetzwerke

Eine nachhaltig optimale Behandlung für Patienten mit Herz-Kreislauf-Stillstand ist nur in einem funktionierenden Gesamtsystem möglich, das aus Leitstelle, Notarzt- und Rettungsdienst sowie einer anschließenden stationären Behandlung in einem Zentrum mit spezialisierter Krankenhausbehandlung (Cardiac-Arrest-Zentrum) besteht.

Um die Schnittstelle zwischen rettungsdienstlicher und klinischer Versorgung weiter zu stärken, erscheint daher die Schaffung von Netzwerken für die Versorgung von reanimierten Patienten sinnvoll. Diese dienen der Abstimmung von Strategien (z.B. Antikoagulation, Koronarintervention und Hypothermiebehandlung bzw. Temperaturmanagement) und der Festlegung und Umsetzung von standardisierten Abläufen mit einem gemeinsamen Qualitätsmanagement. Nur in solchen vernetzten Systemen kann eine wirkliche Qualitätssicherung – vom Eingang des Notrufs über die Reanimation bis hin zur Entlassung – implementiert werden, und nur so können optimale Abläufe überprüfbar gewährleistet werden [70].

Ähnlich wie in der Herzinfarktbehandlung (z.B. FITT-STEMI-Projekt [87]) können standardisierte Feedback-Konzepte die Prozessabläufe und die Ergebnisqualität im Sinne der Patienten auch in der Reanimationsbehandlung positiv beeinflussen. Leitstelle, Notarzt- und Rettungsdienst und Krankenhäuser können diese Herausforderung nur gemeinsam bewältigen.

Das Deutsche Reanimationsregister bietet die Möglichkeit, all diese Systeme lokal, regional und überregional für Datenerfassungen und Auswertungen zu vernetzen [5, 148, 161].

Reanimationszentren (Cardiac-Arrest-Zentren)

Nach erfolgreicher Reanimation ist eine Weiterversorgung in spezialisierten Krankenhäusern (Cardiac-Arrest-Zentren) erforderlich, in denen eine standardisierte Post-Reanimationsbehandlung überprüfbar garantiert ist [70].

Es sind definierte Behandlungspfade für Post-Reanimationspatienten notwendig, wobei für reanimierten Patienten mit STEMI oder Trauma die strikte Umsetzung von Ablaufprotokollen zu fordern ist [31, 52, 73, 118]. Gleiches gilt für die Einleitung und Umsetzung der therapeutischen Hypothermie bzw. des Temperaturmanagements. In den Cardiac-Arrest-Zentren sollte möglichst ein Fachneurologischer Dienst mit fundierter Ausbildung und Expertise in der Beurteilung der Postreanimationspatienten zur Verfügung stehen.

Erfordernisse für Cardiac-Arrest-Zentren

Reanimierte Patienten mit Myokardinfarkt (STEMI). Die Kliniken müssen eine 24-Stunden-Rufbereitschaft für die unmittelbare Durchführung einer Notfall-PCI garantieren. Das Personal sollte 20 Minuten nach Alarmierung im Katheterlabor präsent sein. Es müssen Ablaufprotokolle für die STEMI-Behandlung bestehen, und die zeitlichen Abläufe der Infarktbehandlung müssen überprüfbar dokumentiert und ausgewertet werden. Pro Cardiac-Arrest-Zentrum sind für die Gewährleistung des 24/7-Bereitschaftsdienstes mindestens vier erfahrene Interventionskardiologen und ein erfahrenes Assistenzteam im Herzkatheterlabor mit Nachweis intensivmedizinischer Ausbildung erforderlich. Die an dem Rufdienst teilnehmenden Interventionskardiologen sollten einen zertifizierten ALS-Kurs absolviert haben, und mindestens eine Person aus dem Assistenzteam sollte an einem zertifizierten ILS-Kurs teilgenommen haben.

Reanimierte Trauma-Patienten. In einem Cardiac-Arrest-Zentrum müssen klare Ablaufprotokolle für die Trauma-Behandlung existieren, und die Kliniken müssen als Traumazentrum der Deutschen Gesellschaft für Unfallchirurgie (DGU) zertifiziert sein.

Hypothermie und Temperaturmanagement. Es müssen standardisierte Ablaufprotokolle für die Initiierung und Durchführung der therapeutischen Hypothermie bzw. des Temperaturmanagements existieren.

Die Ergebnisse von Infarkt-, Trauma- und Hypothermiebehandlung sollten an allen Cardiac-Arrest-Zentren standardisiert erfasst und in definierten Zeitabständen (mindestens jährlich) systematisch an die Rettungs- und Therapiekette zurückgemeldet werden. Hierfür ist das Deutsche Reanimationsregister besonders geeignet. Eine **Zertifizierung** der Cardiac-Arrest-Zentren ist anzustreben.

J2 Klinische Forschung und Versorgungsforschung

Die ausgesprochen hohe Letalität nach Reanimation bei plötzlichem Herztod oder Herz-Kreislauf-Stillstand anderer Ursache macht es unerlässlich, die Forschung zur Verbesserung des Überlebens dieser Patienten weiter zu intensivieren.

Klinische Forschung

Der Goldstandard der klinischen Forschung ist die randomisierte klinische Studie. Diese Studien sind im Rahmen der Reanimation besonders schwierig durchzuführen. Dennoch sind in den letzten Jahren zahlreiche randomisierte und andere Studien publiziert worden, deren Ergebnisse in den internationalen evidenzbasierten Leitlinien zur Reanimation berücksichtigt wurden [50, 51, 75, 76, 81, 162–164]. Somit beeinflusst die klinische Forschung unmittelbar die praktische Durchführung der Reanimation. Weiterhin sind aber viele wichtige Fragestellungen wissenschaftlich nicht beantwortet. Im Vergleich zu anderen wichtigen Krankheitsbildern – z.B. Herzinfarkt, Tumorerkrankungen, Schlaganfall und Polytrauma – ist die Forschung im Bereich der Reanimatologie unterfinanziert und unterrepräsentiert.

Versorgungsforschung

Das Deutsche Reanimationsregister ist als Instrument des Qualitätsmanagements in diesem Bereich entwickelt worden. Anhand der Tracer-Diagnosen Plötzlicher Herztod und Herz-Kreislauf-Stillstand anderer Ursache können die Ergebnisqualität eineindeutig (Überleben Ja/Nein) festgestellt und die extrem zeitkritischen und komplexen Prozesse anhand der Rettungskette systematisch analysiert werden. So lässt sich anhand eines Ist-soll-Vergleichs, aber auch im Benchmark-Vergleich mit anderen Rettungsdiensten die Versorgungsqualität des eigenen Systems bewerten [161].

Darüber hinaus können mit dem Deutschen Reanimationsregister wissenschaftliche Fragestellungen und Therapiekonzepte analysiert und überprüft werden. Dadurch leistet das Deutsche Reanimationsregister einen wichtigen Beitrag zur Versorgungsforschung von Notfallpatienten. Der GRC und die DGAI fordern daher eine verpflichtende bundesweite Implementierung des Deutschen Reanimationsregisters.

J3 Überprüfung der Qualität – Deutsches Reanimationsregister (German Resuscitation Registry – GRR®)

Das im Mai 2007 von der Deutschen Gesellschaft für Anästhesiologie und Intensivmedizin (DGAI) etablierte Deutsche Reanimationsregister – German Resuscitation Registry (GRR) ist das Instrument zum Qualitätsmanagement (QM) von präklinischen Reanimationen und innerklinischen Notfallteam-Einsätzen in Deutschland und an anderen deutschsprachigen Standorten. Es ermöglicht eine ubiquitär verfügbare webbasierte Erfassung und Auswertung von Reanimationseinsätzen und deren Ergebnisdarstellung im Rahmen von Benchmark-Verfahren.

Dabei wird nicht nur das Reanimationsergebnis selbst, sondern auch das Outcome der Patienten ermittelt. Der dafür in alle Richtungen der Versorgungskette konsentierte Datensatz parametriert die erforderlichen Items und Qualitätskriterien.

Wie soll reanimiert werden (Leitlinien) – wie wird reanimiert (Realität)?

Notarzt und Notfallteams können eine Standortbestimmung vornehmen und unter Anwendung des PDCA-Zyklus (PDCA: Plan, Do, Check, Act) die Qualität ihrer Reanimationstätigkeit beobachten und weiterentwickeln. Darüber hinaus wird die Bedeutung der Postreanimationsbehandlung in einer geeigneten Zielklinik evaluiert, um das Konzept einer Zentrenbildung für Reanimationsbehandlung zu unterstützen.

Im Netzwerk des Deutschen Reanimationsregisters wurden erste Qualitätsziele definiert:

- \> 50 begonnene Reanimationen pro 100 000 Einwohner/Jahr
- \> 20 stationäre Aufnahmen nach CPR pro 100 000 Einwohner/Jahr *oder*
- \> 40% stationäre Aufnahmen der begonnen Reanimationen
- Ein besseres Reanimationsergebnis als die RACA-Score-Vorhersage*
- \> 5 Entlassungen nach Reanimation pro 100 000 Einwohner/Jahr *oder*
- \> 10% Entlassungen der begonnen Reanimationen

Diese Qualitätsziele werden schon heute in einigen Notarzt- und Rettungsdienstsystemen erreicht.

Die in den Auswertungen des Reanimationsregisters implementierte Bewertung von Struktur-, Prozess- und Ergebnisqualität liefert die Daten und Grundlagen für eine Stärken- und Schwächen-Analyse des teilnehmenden Notarzt- und Rettungsdienstes. Abweichungen sind für jeden Teilbereich zu evaluieren.

Das Deutsche Reanimationsregister stellt seinen Teilnehmern und deren Organisationen im April des Folgejahres einen Jahresbericht mit detailliert aufgeschlüsselten Ergebnissen zur Verfügung. Mithilfe der Expertise des Organisationskomitees des Deutschen Reanimationsregisters können darüber hinaus weitere Potenziale – zum Beispiel im Rahmen eines Audits – herausgearbeitet werden.

RACA-Score (ROSC After Cardiac Arrest Score)

Der RACA-Score wurde entwickelt, um das Kurzzeitüberleben nach Reanimation vorherzusagen [165]. Die Zielvariable ist „jemals ROSC" (ROSC: Restoration of spontaneous circulation). Die Wahrscheinlichkeit p wird mittels folgender Formel berechnet:

$p = 1/(1 + e^{-x})$

wobei x die Summe aus folgenden unabhängigen Faktoren ist, die einen signifikant positiven oder negativen Einfluss auf die Zielvariable „jemals ROSC" haben:

- Alter ≥ 80 Jahre (–0,2)
- Erster Rhythmus:
  - Asystolie (–1,1)
  - Pulslose elektrische Aktivität (PEA) (–0,8)
- Bystander-CPR (+0,2)
- Ort des Kreislaufstillstandes:
  - Medizinische Einrichtung (+0,5)
  - Arztpraxis (+1,2)
  - Öffentlichkeit (+0,3)
  - Altenheim (–0,3)

- Geschlecht männlich (–0,2)
- Vermutete Ursache des Kreislaufstillstandes:
  - Hypoxie (+0,7)
  - Vergiftung (+0,5)
  - Trauma (–0,6)
- Zeit bis zum Eintreffen von medizinischem Fachpersonal (–0,04 pro Minute)
- Kreislaufstillstand beobachtet
  - durch Laien (+0,6) oder
  - durch medizinisches Personal (+0,5)

J4 Auditierung und Zertifizierung

Auditierung und Zertifizierung bieten die Möglichkeit, die Leistungen des eigenen Rettungsdienstes intern und extern zu überprüfen. Hierfür sind zunächst die Grundlagen zu definieren. Notwendige Voraussetzungen sind:
- eine einheitliche Terminologie,
- die Definition von Messparametern,
- die Festlegung von Erfüllungsgraden bzw. Ergebniskorridoren,
- die Definition von strukturellen Mindestmengen,
- die Überprüfung der jeweiligen Teil-Prozesse,
- eine Beschreibung der Ergebnisse.

Für die Beschreibung der Prozess- und Ergebnisqualität ist das Deutsche Reanimationsregister zu nutzen. Innerhalb der strukturierten Online-Auswertungen und der detaillierten Jahresberichte werden die jeweiligen Ergebnisse des eigenen Bereiches dem Gesamtkollektiv und den anderen Notarzt- und Rettungsdiensten gegenübergestellt. Hierbei kommen unterschiedliche Qualitätsindikatoren zur Anwendung.

Auditverfahren innerhalb des Deutschen Reanimationsregisters erfolgen aktuell in mehreren Ausbaustufen.

1. Auf der Ebene des Notarztstandortes: **Selbst-Audit** anhand der online oder im Jahresbericht verfügbaren Benchmark-Auswertungen.
2. Auf der Ebene des Ärztlichen Leiters Rettungsdienst mit mehreren Notarztstandorten: **Gruppenauswertungen** über verschiedene, verantwortlich geleitete Rettungsdienste als Selbst-Audit-Option.
3. Zu 1. und 2.: **Peer-Audit** mit externen Experten des Netzwerkes Deutsches Reanimationsregister anhand strukturierter Analysen, z.B. der Jahresberichte.

Die Ergebnisse der Auditverfahren werden beurkundet. Die beteiligten Einrichtungen können die Urkunden veröffentlichen.

Im Rahmen der Zertifizierung von Notarzt- und Rettungsdiensten sowie von Cardiac-Arrest-Zentren sind klare und einheitliche Mindestvorgaben für Strukturen und Prozesse notwendig. Die entsprechenden Vorgaben werden vom Deutschen Rat für Wiederbelebung in Abstimmung mit den beteiligten Fachgesellschaften, Verbänden und Organisationen festgelegt.

K Internationale Kooperation

K1 European Registry of Cardiac arrest (EuReCa)

Innerhalb Europas wurden in den vergangenen Jahren und Jahrzehnten verschiedene nationale Reanimationsregister etabliert, die sich grundsätzlich an den Empfehlungen des Utstein-Style-Protokolls [166] orientieren. Basierend auf solchen nationalen Registern sind bereits zahlreiche Veröffentlichungen entstanden [167–171].

Mit dem Aufbau eines Europäischen Reanimationsregisters (EuReCa) soll eine länderübergreifende Analyse von Reanimationsbehandlungen in unterschiedlichen Versorgungssystemen ermöglicht werden. Die Identifikation von Stärken und Schwächen der Versorgungskette sowie die Entwicklung von Maßnahmen in den jeweiligen Teilnehmerstaaten bieten die Möglichkeit einer weiteren Optimierung der Patientenversorgung.

Als Beispiel kann die im Vergleich zu skandinavischen Ländern niedrige Laienreanimationsquote in Deutschland aufgeführt werden, welche zur Einführung von Programmen wie: Schüler lernen Wiederbelebung geführt hat.

Darüber hinaus bietet ein solches Register auch die Möglichkeit, prospektiv die Effekte von spezifischen Interventionen und Innovationen abzubilden und wissenschaftlich zu überprüfen. Dies ist für die Reanimation besonders wichtig, da in diesem Bereich die Durchführung von randomisierten Studien mit besonderen Schwierigkeiten und Hürden verbunden ist.

EuReCa bietet den beteiligten Registern und somit den Teilnehmern mehrere Optionen:
1. Expertenplattform.
2. Vergleichsbasis (Benchmark) der aggregierten Daten (z.B. Jahresberichte) zu den im Utstein-Protokoll definierten Variablen.
3. Die Studie EuReCa ONE bietet erstmals die Möglichkeit, Originaldaten zur Reanimation über die europäischen Grenzen hinweg zusammenzuführen und auszuwerten.

K2 Grenzüberschreitende Netzwerke

Der Deutsche Rat für Wiederbelebung unterstützt sämtliche Bemühungen, grenzüberschreitende Netzwerke zur Reanimationsversorgung in Europa zu etablieren. Individuelle Gegebenheiten und Unterschieden in den Strukturen des Gesundheitswesens sind bei der Umsetzung der Netzwerke zu berücksichtigen [172].

Ziel ist es, innovative Lösungsansätze und vielversprechende Praxisbeispiele, die sich innerhalb und außerhalb der Bundesrepublik Deutschland entwickelt haben, zu beobachten und ggf. in den Partnerländern unter Berücksichtigung der jeweiligen gesetzlichen, gesellschaftlichen und kulturellen Rahmenbedingungen anzupassen und einzuführen.

Als ein Beispiel sei hier die Entwicklung eines sogenannten Volunteer-Notification-Systems (VNS) (Freiwilligen-Informationssystem) im Rahmen des EU-geförderten Projektes EMuRgency: New approaches for resuscitation support and training genannt. Basierend auf dem niederländischen AED-Alert-System sollen so freiwillig registrierte Ersthelfer in der Nähe eines Herz-Kreislauf-Stillstandes alarmiert werden können, um das therapiefreie Intervall zu verkürzen (http://emurgency.eu/de/about) [173–175].

Ein weiteres Beispiel ist die bereits in Betrieb befindliche Website www.aedpointer.eu, auf der AED-Standorte grenzüberschreitend in der Euregio Maas-Rhein von jedermann hinzugefügt werden können. Diese Daten werden dann wiederum den Leitstellen zur Verfügung gestellt.

L Erste Bad Boller Reanimationsgespräche, Januar 2014

Im Januar 2014 hat in Bad Boll erstmalig ein Treffen von 52 Experten für Wiederbelebung stattgefunden. Eingeladen hatten die Deutsche Gesellschaft für Anästhesiologie und Intensivmedizin (DGAI), der Berufsverband Deutscher Anästhesisten (BDA), der Deutsche Rat für Wiederbelebung (GRC) und das Deutsche Reanimationsregister. Ergebnis der Tagung sind 10 Thesen, damit zukünftig 10 000 zusätzliche Patienten nach einer Reanimation das Krankenhaus wieder gesund verlassen können. Die Thesen beinhalten fundierte Aufträge, die das Erreichen dieses Ziels ermöglichen werden. Eine Folgeveranstaltung im Jahr 2015 wurde durchgeführt [176, 177].

L1 10 Thesen für 10 000 Leben

1. 70 000 Todesfälle nach erfolgloser Wiederbelebung sind inakzeptabel: Der Kampf dagegen ist eine gesamtgesellschaftliche und hoheitliche Aufgabe [178].
2. Leben retten ist cool: Die Wiederbelebung durch Laien muss eine Selbstverständlichkeit sein [36].
3. Jeder kann ein Leben retten: Um das therapiefreie Intervall zu verkürzen, müssen alle Altersgruppen und Gesellschaftsschichten für die Laienreanimation aktiviert werden [179].
4. Wiederbelebung ist kinderleicht: Wiederbelebung ist einfach zu erlernen und muss bereits im Schulalter trainiert werden [37].
5. Nur was wir messen, können wir verbessern: Alle Teilschritte der Wiederbelebung müssen einem umfassenden Qualitätsmanagement unterliegen [180].
6. Ohne Daten kein messbarer Fortschritt: Jede Wiederbelebung muss im Deutschen Reanimationsregister vollständig erfasst werden [181].
7. Der Herz-Kreislauf-Stillstand ist ein eigenständiges Krankheitsbild: Es müssen evidenzbasierte Postreanimationsstandards etabliert werden [118].
8. Die spezialisierte Krankenhausbehandlung nach erfolgreicher Wiederbelebung ist überlebenswichtig: Diese Patienten müssen in spezialisierten Krankenhäusern (Cardiac-Arrest-Center) behandelt werden [70].
9. Die Leitstelle kann den Ausgang der Wiederbelebung entscheidend verbessern: Die telefonische Anleitung zur Wiederbelebung muss flächendeckend verfügbar sein [27].
10. Regelmäßiges Training für Profis verbessert die Qualität der Reanimation: Ein interprofessionelles, interdisziplinäres Teamtraining in zertifizierten Kursen muss gewährleistet werden [143].

Literaturverzeichnis

[1] Fischer M, Fischer NJ, Schüttler J, One-year survival after out-of-hospital cardiac arrest in Bonn city: outcome report according to the 'Utstein style'. Resuscitation (1997) 33, 233–243

[2] Arntz HR et al., Diurnal, weekly and seasonal variation of sudden death. Population-based analysis of 24 061 consecutive cases. Eur Heart J (2000), 21, 315–320

[3] Statistisches Bundesamt (2014) Fachserie 12 Reihe 4: Gesundheit – Todesursachen in Deutschland 2013. Statistisches Bundesamt, Wiesbaden. https://www.destatis.de/DE/Publikationen/Thematisch/Gesundheit/Todesursachen/Todesursachen 2120400137004.html (23.03.2015)

[4] Berdowski J et al., Global incidences of out-of-hospital cardiac arrest and survival rates: Systematic review of 67 prospective studies. Resuscitation (2010), 81, 1479–1487

[5] Fischer M et al., Deutsches Reanimationsregister der DGAI. Notfall Rettungsmed (2013), 16, 251–259

[6] Merchant RM et al., Incidence of treated cardiac arrest in hospitalized patients in the United States. Crit Care Med (2011), 39, 2401–2406

[7] Kazaure HS et al., Cardiac arrest among surgical patients: an analysis of incidence, patient characteristics, and outcomes in ACS-NSQIP. JAMA surgery (2013), 148, 14–21

[8] Grasner JT et al., Cardiopulmonary resuscitation traumatic cardiac arrest – there are survivors. An analysis of two national emergency registries. Crit Care (2011), 15, R276

[9] Herlitz J et al., Resuscitation in Europe: a tale of five European regions. Resuscitation (1999), 41, 121–131

[10] Neukamm J et al., The impact of response time reliability on CPR incidence and resuscitation success: a benchmark study from the German Resuscitation Registry. Crit Care (2011), 15, R282

[11] Fischer M et al., Comparing emergency medical service systems – A project of the European Emergency Data (EED) Project. Resuscitation (2011), 82, 285–293

[12] Fischer M et al., Effektivitäts- und Effizienzvergleich der Rettungsdienstsysteme in Birmingham (UK) und Bonn (D). Anasthesiol Intensivmed Notfallmed Schmerzther (2003), 38, 630–642

[13] Atwood C et al., Incidence of EMS-treated out-of-hospital cardiac arrest in Europe. Resuscitation (2005), 67, 75–80

[14] Stiell IG et al., Advanced cardiac life support in out-of-hospital cardiac arrest. N Engl J Med (2004), 351, 647–656

[15] Franek O, Pokorna M, Sukupova P, Pre-hospital cardiac arrest in Prague, Czech Republic – the Utstein-style report. Resuscitation (2010), 81, 831–835

[16] Nürnberger A et al., Out of hospital cardiac arrest in Vienna: incidence and outcome. Resuscitation (2013), 84, 42–47

[17] Gräsner JT et al., Einfluss der Basisreanimationsmaßnahmen durch Laien auf das Überleben nach plötzlichem Herztod. Notfall Rettungsmed (2012), 15, 593–599

[18] Nishiyama C et al., Apples to apples or apples to oranges? International variation in reporting of process and outcome of care for out-of-hospital cardiac arrest. Resuscitation (2014), 85, 1599–1609

[19] Grasner JT, Bossaert L, Epidemiology and management of cardiac arrest: what registries are revealing. Best Pract Res Clin Anaesthesiol (2013), 27, 293–306

[20] Wnent J et al., Laienreanimation – Einfluss von Erster Hilfe auf das Überleben. Anästhesiol Intensivmed Notfallmed Schmerzther (2013), 48, 562–566

[21] Wissenberg M et al., Association of national initiatives to improve cardiac arrest management with rates of bystander intervention and patient survival after out-of-hospital cardiac arrest. JAMA (2013), 310, 1377–1384

[22] Hackstein A, Sudowe H (2010) Standardisierte Notrufabfrage. In: Hackstein A, Sudowe H (Hrsg) Handbuch Leitstelle: Strukturen – Prozesse – Innovationen, 99–105. Stumpf + Kossendey, Edewecht

[23] Koster RW et al., Part 5: Adult basic life support: 2010 International consensus on cardiopulmonary resuscitation and emergency cardiovascular care science with treatment recommendations. Resuscitation (2010), 81, Suppl 1:e48–70

[24] Schmid O (2002) Validierung einer telefonischen Anleitung zur Reanimation durch Leitstellenpersonal an Ersthelfer als Beobachter eines plötzlichen Herz-Kreislauf-Stillstandes: Dissertation. Georg-August-Universität, Göttingen

[25] Kuisma M et al., Emergency call processing and survival from out-of-hospital ventricular fibrillation. Resuscitation (2005), 67, 89–93

[26] Hupfl M, Selig HF, Nagele P, Chest-compression-only versus standard cardiopulmonary resuscitation: a meta-analysis. Lancet (2010), 376, 1552–1557

[27] Hackstein A et al., Die Leitstelle beeinflusst den Ausgang der Wiederbelebung entscheidend. Notfall Rettungsmed (2014), 17, 333–335

[28] Bundesvereinigung der Arbeitsgemeinschaften Notärzte Deutschlands (BAND) BB, Deutsche Interdisziplinäre Vereinigung für, (DIVI) I-uN. Grundlagen und Grundsätze zur Weiterentwicklung der Rettungsdienste und der notfallmedizinischen Versorgung der Bevölkerung in der Bundesrepublik Deutschland. Anästh Intensivmed (1998), 39, 255–261

[29] Grasner JT et al., Postresuscitation care with mild therapeutic hypothermia and coronary intervention after out-of-hospital cardiopulmonary resuscitation: a prospective registry analysis. Crit Care (2011), 15, R61

[30] Deakin CD et al., European Resuscitation Council Guidelines for Resuscitation 2010 Section 4. Adult advanced life support. Resuscitation (2010), 81, 1305–1352

[31] Tomte O et al., Strong and weak aspects of an established post-resuscitation treatment protocol - A five-year observational study. Resuscitation (2011), 82, 1186–1193

[32] Nolan JP et al., Part 1: Executive summary: 2010 International Consensus on Cardiopulmonary Resuscitation and Emergency Cardiovascular Care Science With Treatment Recommendations. Resuscitation (2010), 81 Suppl 1, e1–25

[33] Sandroni C et al., In-hospital cardiac arrest: incidence, prognosis and possible measures to improve survival. Intensive Care Med (2007), 33, 237–245
[34] Müller MP et al., Effects of a mandatory basic life support training programme on the no-flow fraction during in-hospital cardiac resuscitation: an observational study. Resuscitation (2014), 85, 874–878
[35] Blom MT et al., Improved survival after out-of-hospital cardiac arrest and use of automated external defibrillators. Circulation (2014), 130, 1868–1875
[36] Hossfeld B et al., Leben retten ist cool. Notfall Rettungsmed (2014), 17, 319–320
[37] Bohn A, et al., Wiederbelebung ist kinderleicht. Notfall Rettungsmed (2014), 17, 323–324
[38] Berdowski J et al., Importance of the first link: description and recognition of an out-of-hospital cardiac arrest in an emergency call. Circulation (2009), 119, 2096–2102
[39] Bohm K et al., Tuition of emergency medical dispatchers in the recognition of agonal respiration increases the use of telephone assisted CPR. Resuscitation (2009), 80, 1025–1028
[40] Myerburg RJ et al., Impact of community-wide police car deployment of automated external defibrillators on survival from out-of-hospital cardiac arrest. Circulation (2002), 106, 1058–1064
[41] Becker L et al., Treatment of cardiac arrest with rapid defibrillation by police in King County, Washington. Prehosp Emerg Care (2014), 18, 22–27
[42] Husain S, Eisenberg M, Police AED programs: a systematic review and meta-analysis. Resuscitation (2013), 84, 1184–1191
[43] Zijlstra JA et al., Local lay rescuers with AEDs, alerted by text messages, contribute to early defibrillation in a Dutch out-of-hospital cardiac arrest dispatch system. Resuscitation (2014), 85, 1444–1449
[44] Bang A et al., Evaluation of dispatcher-assisted cardiopulmonary resuscitation. Eur J Emerg Med (1999), 6, 175–183
[45] Rea TD et al., Dispatcher-assisted cardiopulmonary resuscitation and survival in cardiac arrest. Circulation (2001), 104, 2513–2516
[46] Bundesärztekammer (2010) Eckpunkte der Bundesärztekammer für die Reanimation. http://www.bundesaerztekammer.de/downloads/Reanimationseckpunkte_2010.pdf (23.03.2015)
[47] Hallstrom A et al., Cardiopulmonary resuscitation by chest compression alone or with mouth-to-mouth ventilation. N Engl J Med (2000), 342, 1546–1553
[48] Rortveit S, Meland E, First responder resuscitation teams in a rural Norwegian community: sustainability and self-reports of meaningfulness, stress and mastering. Scand J Trauma Resusc Emerg Med (2010), 18, 25
[49] Lukas RP et al., Chest compression quality management and return of spontaneous circulation: a matched-pair registry study. Resuscitation (2012), 83, 1212–1218
[50] Wik L et al., Manual vs. integrated automatic load-distributing band CPR with equal survival after out of hospital cardiac arrest. The randomized CIRC trial. Resuscitation (2014), 85, 741–748
[51] Rubertsson S et al., Mechanical chest compressions and simultaneous defibrillation vs conventional cardiopulmonary resuscitation in out-of-hospital cardiac arrest: the LINC randomized trial. JAMA (2014), 311, 53–61

[52] Fischer M et al., Postreanimationsbehandlung Teil 1. Notfall up2date (2014), 9, 115–129

[53] Wang HE et al., Endotracheal intubation versus supraglottic airway insertion in out-of-hospital cardiac arrest. Resuscitation (2012), 83, 1061–1066

[54] Bernhard M et al., Developing the skill of endotracheal intubation: implication for emergency medicine. Acta Anaesthesiol Scand (2012), 56, 164–171

[55] Timmermann A et al., Handlungsempfehlung für das präklinische Atemwegsmanagement. Für Notärzte und Rettungsdienstpersonal. Anaesth Intensivmed (2012), 53, 294–308

[56] Caffrey SL et al., Public use of automated external defibrillators. N Engl J Med (2002), 347, 1242–1247

[57] Folke F et al., Location of cardiac arrest in a city center: strategic placement of automated external defibrillators in public locations. Circulation (2009), 120, 510–517

[58] Valenzuela TD et al., Outcomes of rapid defibrillation by security officers after cardiac arrest in casinos. N Engl J Med (2000), 343, 1206–1209

[59] Edelson DP et al., Effects of compression depth and pre-shock pauses predict defibrillation failure during cardiac arrest. Resuscitation (2006), 71, 137–145

[60] Eckstein M, The Los Angeles public access defibrillator (PAD) program: ten years after. Resuscitation (2012), 83, 1411–1412

[61] Leung AC et al., Where are lifesaving automated external defibrillators located and how hard is it to find them in a large urban city? Resuscitation (2013), 84, 910–914

[62] Schober P et al., Public access defibrillation: time to access the public. Ann Emerg Med (2011), 58, 240–247

[63] Bobrowski C et al., Gesamtsterblichkeit im Krankenhaus im Vergleich zur diagnosebezogenen Sterblichkeit. Gesundh ökon Qual manag (2011), 16, 123–128

[64] Bleyer et al., Longitudinal analysis of one million vital signs in patients in an academic medical center. Resuscitation (2011), 82, 1387–1392

[65] Royal College of Physicians (2013) National Early Warning Score (NEWS). http://www.rcplondon.ac.uk/sites/default/files/documents/national-early-warning-score-standardising-assessment-acute-illness-severity-nhs.pdf (23.03.2015).

[66] Fritzsche K et al., Notfälle im Krankenhaus – Ausbildungskonzepte für innerklinische Notfallsituationen. Anasthesiol Intensivmed Notfallmed Schmerzther (2013), 48, 406–412

[67] Jantzen T et al., Notfälle im Krankenhaus – Das innerklinische Notfallmanagement. Anasthesiol Intensivmed Notfallmed Schmerzther (2013), 48, 414–421

[68] Wnent J et al., Choice of hospital after out-of-hospital cardiac arrest – a decision with far-reaching consequences: a study in a large German city. Crit Care (2012), 16, R164

[69] Sunde K et al., Implementation of a standardised treatment protocol for post resuscitation care after out-of-hospital cardiac arrest. Resuscitation (2007), 73, 29–39

[70] Kill C et al., Die spezialisierte Krankenhausbehandlung nach erfolgreicher Wiederbelebung ist überlebenswichtig. Notfall Rettungsmed (2014), 17, 331–332

[71] Neumar RW et al., Post-cardiac arrest syndrome: epidemiology, pathophysiology, treatment, and prognostication. A consensus statement from the International Liaison Committee on Resuscitation (American Heart Asso-

ciation, Australian and New Zealand Council on Resuscitation, European Resuscitation Council, Heart and Stroke Foundation of Canada, InterAmerican Heart Foundation, Resuscitation Council of Asia, and the Resuscitation Council of Southern Africa); the American Heart Association Emergency Cardiovascular Care Committee; the Council on Cardiovascular Surgery and Anesthesia; the Council on Cardiopulmonary, Perioperative, and Crit Care; the Council on Clinical Cardiology; and the Stroke Council. Circulation (2008), 118, 2452–2483

[72] Grundmann S et al., Perturbation of the endothelial glycocalyx in post cardiac arrest syndrome. Resuscitation (2012), 83, 715–720

[73] Fischer M et al., Postreanimationsbehandlung Teil 2. Notfall up2date (2014), 9, 131–142

[74] Nolan JP et al., Therapeutic hypothermia after cardiac arrest. An advisory statement by the Advancement Life support Task Force of the International Liaison committee on Resuscitation. Resuscitation (2003), 57, 231–235

[75] Bernard SA et al., Treatment of comatose survivors of out-of-hospital cardiac arrest with induced hypothermia. N Engl J Med (2002), 346(8, 557–563

[76] The Hypothermia after Cardiac Arrest Study Group. Mild therapeutic hypothermia to improve the neurologic outcome after cardiac arrest. N Engl J Med (2002), 346, 549–556

[77] Arrich, Clinical application of mild therapeutic hypothermia after cardiac arrest. Crit Care Med (2007), 35, 1041–1047

[78] Kim F et al., Effect of prehospital induction of mild hypothermia on survival and neurological status among adults with cardiac arrest: a randomized clinical trial. JAMA (2014), 311, 45–52

[79] Bernard SA et al., Induction of prehospital therapeutic hypothermia after resuscitation from nonventricular fibrillation cardiac arrest*. Crit Care Med (2012), 40(3, 747–753

[80] Bernard et al., Induction of therapeutic hypothermia by paramedics after resuscitation from out-of-hospital ventricular fibrillation cardiac arrest: a randomized controlled trial. Circulation (2010), 122, 737–742

[81] Castren M et al., Intra-arrest transnasal evaporative cooling: a randomized, prehospital, multicenter study (PRINCE: Pre-ROSC IntraNasal Cooling Effectiveness). Circulation (2010), 122, 729–736

[82] Nielsen N et al., Targeted temperature management at 33 degrees C versus 36 degrees C after cardiac arrest. N Engl J Med (2013), 369, 2197–2206

[83] Bro-Jeppesen J et al., Post-hypothermia fever is associated with increased mortality after out-of-hospital cardiac arrest. Resuscitation (2013), 84, 1734–1740

[84] Holzer M, Therapeutic hypothermia following cardiac arrest. Best Pract Res Clin Anaesthesiol (2013), 27, 335–346

[85] Holzer M., Targeted temperature management for comatose survivors of cardiac arrest. N Engl J Med (2010), 363, 1256–1264

[86] Windecker S et al., 2014 ESC/EACTS Guidelines on myocardial revascularization: The Task Force on Myocardial Revascularization of the European Society of Cardiology (ESC) and the European Association for Cardio-Thoracic Surgery (EACTS) Developed with the special contribution of the European Association of Percutaneous Cardiovascular Interventions (EAPCI). Eur Heart J (2014), 35, 2541–2619

[87] Scholz KH et al., Reduction in treatment times through formalized data feedback: results from a prospective

multicenter study of ST-segment elevation myocardial infarction. JACC Cardiovasc Interv (2012), 5, 848–857
[88] Biarent D et al., European Resuscitation Council Guidelines for Resuscitation 2010 Section 6. Paediatric life support. Resuscitation (2010), 81, 1364–1388
[89] Richmond S, Wyllie J, European Resuscitation Council Guidelines for Resuscitation 2010 Section 7. Resuscitation of babies at birth. Resuscitation (2010), 81, 1389–1399
[90] Eich C et al., Characteristics of out-of-hospital paediatric emergencies attended by ambulance- and helicopter-based emergency physicians. Resuscitation (2009), 80, 888–892
[91] Billi JE et al., Part 4: Conflict of interest management before, during, and after the 2010 International Consensus Conference on Cardiopulmonary Resuscitation and Emergency Cardiovascular Care Science With Treatment Recommendations. Circulation (2010), 122, Suppl 2, S291–297
[92] Tibballs J, Kinney S, Reduction of hospital mortality and of preventable cardiac arrest and death on introduction of a pediatric medical emergency team. Pediatr Crit Care Med (2009), 10, 306–312
[93] Sarti A et al., Comparison of three sites to check the pulse and count heart rate in hypotensive infants. Paediatr Anaesth (2006), 16, 394–398
[94] Tibballs J, Weeranatna C, The influence of time on the accuracy of healthcare personnel to diagnose paediatric cardiac arrest by pulse palpation. Resuscitation (2010), 81, 671–675
[95] Tibballs J, Russell P, Reliability of pulse palpation by healthcare personnel to diagnose paediatric cardiac arrest. Resuscitation (2009), 80, 61–64
[96] Kitamura T et al., Conventional and chest-compression-only cardiopulmonary resuscitation by bystanders for children who have out-of-hospital cardiac arrests: a prospective, nationwide, population-based cohort study. Lancet (2010), 375, 1347–1354
[97] Bar-Cohen Y et al., First appropriate use of automated external defibrillator in an infant. Resuscitation (2005), 67, 135–137
[98] Konig B, Benger J, Goldsworthy L, Automatic external defibrillation in a 6 year old. Arch Dis Child (2005), 90, 310–311
[99] de Caen AR et al., Part 10: Paediatric basic and advanced life support: 2010 International Consensus on Cardiopulmonary Resuscitation and Emergency Cardiovascular Care Science with Treatment Recommendations. Resuscitation (2010), 81, Suppl 1, e213–259
[100] Perondi MB et al., A comparison of high-dose and standard-dose epinephrine in children with cardiac arrest. N Engl J Med (2004), 350, 1722–1730
[101] Gausche M et al., Effect of out-of-hospital pediatric endotracheal intubation on survival and neurological outcome: a controlled clinical trial. JAMA (2000), 283, 783–790
[102] Weiss M et al., Prospective randomized controlled multi-centre trial of cuffed or uncuffed endotracheal tubes in small children. Br J Anaesth (2009), 103, 867–873
[103] Blevin AE et al., A comparison of the laryngeal mask airway with the face-mask and oropharyngeal airway for manual ventilation by first responders in children. Anaesthesia (2009), 64, 1312–1316
[104] Rechner JA et al., A comparison of the laryngeal mask airway with face-mask and oropharyngeal airway for manual ventilation by critical care nurses in children. Anaesthesia (2007), 62, 790–795

[105] Trevisanuto D et al., Laryngeal mask airway: is the management of neonates requiring positive pressure ventilation at birth changing? Resuscitation (2004), 62, 151–157

[106] Trevisanuto D et al., The laryngeal mask airway: potential applications in neonates. Arch Dis Child Fetal Neonatal Ed (2004), 89, F485–489

[107] Zanardo V et al., Neonatal resuscitation by laryngeal mask airway after elective cesarean section. Fetal Diagn Ther (2004), 19, 228–231

[108] Doherty DR et al., Hypothermia therapy after pediatric cardiac arrest. Circulation (2009), 119, 1492–1500

[109] Edwards AD et al., Neurological outcomes at 18 months of age after moderate hypothermia for perinatal hypoxic ischaemic encephalopathy: synthesis and meta-analysis of trial data. BMJ (2010), 340, c363

[110] Shankaran S et al., Whole-body hypothermia for neonates with hypoxic-ischemic encephalopathy. N Engl J Med (2005), 353, 1574–1584

[111] Eicher DJ et al., Moderate hypothermia in neonatal encephalopathy: safety outcomes. Pediatr Neurol (2005), 32, 18–24

[112] Eicher DJ et al., Moderate hypothermia in neonatal encephalopathy: efficacy outcomes. Pediatr Neurol (2005), 32, 11–17

[113] Haddad B et al., Outcome after successful resuscitation of babies born with apgar scores of 0 at both 1 and 5 minutes. Am J Obstet Gynecol (2000), 182, 1210–1214

[114] Davis PG et al., Resuscitation of newborn infants with 100% oxygen or air: a systematic review and meta-analysis. Lancet (2004), 364, 1329–1333

[115] Trevisanuto D et al., Laryngeal mask airway in neonatal resuscitation: a survey of current practice and perceived role by anaesthesiologists and paediatricians. Resuscitation (2004), 60, 291–296

[116] Azzopardi DV et al., Moderate hypothermia to treat perinatal asphyxial encephalopathy. N Engl J Med (2009), 361, 1349–1358

[117] Windecker S et al., 2014 ESC/EACTS Guidelines on myocardial revascularization. EuroIntervention (2015), 10, 1024–1094

[118] Busch HJ et al., Der Herz-Kreislauf-Stillstand ist ein eigenständiges Krankheitsbild. Notfall Rettungsmed (2014), 17, 329–330

[119] Huber-Wagner S et al., Outcome in 757 severely injured patients with traumatic cardiorespiratory arrest. Resuscitation (2007), 75, 276–285

[120] Gräsner JT et al., Cardiopulmonary resuscitation traumatic cardiac arrest – there are survivors. An analysis of two national emergency registries. Crit Care (2011), 15, R276

[121] Lockey DJ, Lyon RM, Davies G, Development of a simple algorithm to guide the effective management of traumatic cardiac arrest. Resuscitation (2013), 84, 738–742

[122] Wolfl CG et al., [Prehospital Trauma Life Support (PHTLS): An interdisciplinary training in preclinical trauma care]. Unfallchirurg (2008), 111, 688–694

[123] Lippert FK et al., European Resuscitation Council Guidelines for Resuscitation 2010 Section 10. The ethics of resuscitation and end-of-life decisions. Resuscitation (2010), 81, 1445–1451

[124] Goldberger ZD et al., Duration of resuscitation efforts and survival after in-hospital cardiac arrest: an observational study. Lancet (2012), 380, 1473–1481

[125] Touma O, Davies M, The prognostic value of end tidal carbon dioxide during cardiac arrest: a systematic re-

view. Resuscitation (2013), 84, 1470–1479

[126] Sasson C et al., Prehospital termination of resuscitation in cases of refractory out-of-hospital cardiac arrest. JAMA (2008), 300, 1432–1438

[127] Smith K et al., Quality of Life and Functional Outcomes 12 Months After Out-of-Hospital Cardiac Arrest. Circulation (2015), 131, 174–181

[128] Holler NG et al., Long-term survival after out-of-hospital cardiac arrest. Resuscitation (2007), 75, 23–28

[129] Bottiger BW et al., Long term outcome after out-of-hospital cardiac arrest with physician staffed emergency medical services: the Utstein style applied to a midsized urban/ suburban area. Heart (1999), 82, 674–679

[130] Lurie K et al., Awakening After Cardiac Arrest and Post-Resuscitation Hypothermia: Are We Pulling the Plug too Early? Circulation (2010), 122, A47

[131] Bouwes A et al., Prognosis of coma after therapeutic hypothermia: a prospective cohort study. Ann Neurol (2012), 71, 206–212

[132] Rossetti AO et al., Predictors of awakening from postanoxic status epilepticus after therapeutic hypothermia. Neurology (2009), 72, 744–749

[133] Rossetti AO et al., Prognostic value of continuous EEG monitoring during therapeutic hypothermia after cardiac arrest. Crit Care (2010), 14, R173

[134] Krumnikl JJ et al., Complete recovery after 2 h of cardiopulmonary resuscitation following high-dose prostaglandin treatment for atonic uterine haemorrhage. Acta Anaesthesiol Scand (2002), 46, 1168–1170

[135] Friberg H et al., Survey on Current Practices for Neurological Prognostication after Cardiac Arrest. Resuscitation (2015) [Epub ahead of print] doi: 10.1016/j.resuscitation.2015.01.018

[136] Taccone F et al., How to assess prognosis after cardiac arrest and therapeutic hypothermia. Crit Care (2014), 18, 202

[137] Tsetsou S, Oddo M, Rossetti AO, Clinical outcome after a reactive hypothermic EEG following cardiac arrest. Neurocrit Care (2013), 19, 283–286

[138] Oddo M, Rossetti AO, Predicting neurological outcome after cardiac arrest. Curr Opin Crit Care (2011), 17, 254–259

[139] Soar J et al., European Resuscitation Council Guidelines for Resuscitation 2010 Section 9. Principles of education in resuscitation. Resuscitation (2010), 81, 1434–1444

[140] Roessler M et al., Umsetzung der Reanimationsleitlinien 2005 in der studentischen Lehre. Notfall Rettungsmed (2008), 11, 105–112

[141] Russo SG et al., Medizinische Notfallteams. Stand und Perspektiven präventiver innerklinischer Intensivmedizin. Anästhesist (2008), 57, 70–80

[142] McGowan J, Graham CA, Gordon MW, Appointment of a Resuscitation Training Officer is associated with improved survival from in-hospital ventricular fibrillation/ventricular tachycardia cardiac arrest. Resuscitation (1999), 41, 169–173

[143] Gliwitzky B et al., Regelmäßiges Training verbessert die Qualität der Reanimation. Notfall Rettungsmed (2014), 17, 336–337

[144] Gliwitzky B, Kohlmann T, Überkopfreanimation: Eine sinnvolle Methode in der erweiterten Reanimation mit 2 Helfern? Notfall Rettungsmed (2003), 6, 193–196

[145] Timmermann A, Modernes Atemwegsmanagement – Aktuelle Konzepte für mehr Patientensicherheit. Anasthesiol Intensivmed Notfallmed Schmerzther (2009), 44, 246–255

[146] Tomkins WG et al., Beyond the preshock pause: the effect of prehospital defibrillation mode on CPR interruptions and return of spontaneous circulation. Resuscitation (2013), 84, 575–579

[147] Wnent J et al., Notfälle im Krankenhaus – Innerklinische Notfallversorgung bei Patienten mit einem Herz-Kreislauf-Stillstand. Anasthesiol Intensivmed Notfallmed Schmerzther (2013), 48, 402–405

[148] Grasner JT et al., Quality management in resuscitation – towards a European cardiac arrest registry (EuReCa). Resuscitation (2011), 82, 989–994

[149] Wagner P et al., Official lay basic life support courses in Germany: is delivered content up to date with the guidelines? An observational study. Emerg Med J (2014) [Epub ahead of print] doi: 10.1136/emermed-2014-203736

[150] Breckwoldt J, Schloesser S, Arntz HR, Perceptions of collapse and assessment of cardiac arrest by bystanders of out-of-hospital cardiac arrest (OOHCA). Resuscitation (2009), 80, 1108–1113

[151] Bohn A et al., Teaching resuscitation in schools: annual tuition by trained teachers is effective starting at age 10. A four-year prospective cohort study. Resuscitation (2012), 83, 619–625

[152] Fleischhackl R et al., School children sufficiently apply life supporting first aid: a prospective investigation. Crit Care (2009), 13, R127

[153] Kanstad BK, Nilsen SA, Fredriksen K, CPR knowledge and attitude to performing bystander CPR among secondary school students in Norway. Resuscitation (2011), 82, 1053–1059

[154] Jimenez-Fabrega X et al., Results achieved by emergency physicians in teaching basic cardiopulmonary resuscitation to secondary school students. Eur J Emerg Med (2009), 16, 139–144

[155] Reder S, Quan L, Cardiopulmonary resuscitation training in Washington state public high schools. Resuscitation (2003), 56, 283–288

[156] Bollig G, Wahl HA, Svendsen MV, Primary school children are able to perform basic life-saving first aid measures. Resuscitation (2009), 80, 689–692

[157] Burghofer K, Schlechtriemen T, Lackner CK, Konsequenzen aus der Altruismusforschung für die Ausbildung in Erster Hilfe. Notfall Rettungsmed (2005), 8, 408–411

[158] Breckwoldt J, Kreimeier U, Ausbildung von Schülern zu Ersthelfern bei der Reanimation. Notfall Rettungsmed (2013), 15, 356–360

[159] Connolly M et al., The 'ABC for life' programme – teaching basic life support in schools. Resuscitation (2007), 72, 270–279

[160] Plant N, Taylor K, How best to teach CPR to schoolchildren: a systematic review. Resuscitation (2013), 84, 415–421

[161] Gräsner JT et al., [German resuscitation registry: science and resuscitation research]. Anaesthesist (2014), 63, 470–476

[162] Jacobs IG et al., Effect of adrenaline on survival in out-of-hospital cardiac arrest: A randomised double-blind placebo-controlled trial. Resuscitation (2011), 82, 1138–1143

[163] Bottiger BW et al., Thrombolysis during resuscitation for out-of-hospital cardiac arrest. N Engl J Med (2008), 359, 2651–2662

[164] Breil M et al., Randomised study of hypertonic saline infusion during resuscitation from out-of-hospital cardiac arrest. Resuscitation (2012), 83, 347–352

[165] Gräsner JT et al., ROSC after cardiac arrest – the RACA score to predict outcome after out-of-hospital cardiac arrest. Eur Heart J (2011), 32, 1649–1656

[166] Jacobs I et al., Cardiac arrest and cardiopulmonary resuscitation outcome reports: update and simplification of the Utstein templates for resuscitation registries. A statement for healthcare professionals from a task force of the international liaison committee on resuscitation (American Heart Association, European Resuscitation Council, Australian Resuscitation Council, New Zealand Resuscitation Council, Heart and Stroke Foundation of Canada, InterAmerican Heart Foundation, Resuscitation Council of Southern Africa). Resuscitation (2004), 63, 233–249

[167] Nichol G et al., Regional variation in out-of-hospital cardiac arrest incidence and outcome. JAMA (2008), 300, 1423–1431

[168] Morley P, Steady as a ROC: the Resuscitation Outcomes Consortium. Resuscitation (2008), 78, 105–106

[169] McNally B et al., CARES: Cardiac Arrest Registry to Enhance Survival. Ann Emerg Med (2009), 54, 674–683

[170] Hunt EA et al., Using the American Heart Association's National Registry of Cardiopulmonary Resuscitation for performance improvement. Jt Comm J Qual Patient Saf (2009), 35, 13–20

[171] Bahr J et al., AED in Europe. Report on a survey. Resuscitation (2010), 81, 168–174

[172] Kalz M et al., EMuRgency – New approaches for resuscitation support and training in the Euregio Meuse-Rhine. Resuscitation (2012), 83, e37

[173] Elsner J et al., An Introduction to a Transnational Volunteer Notification System Providing Cardiopulmonary Resuscitation for Victims Suffering a Sudden Cardiac Arrest. eTELEMED (2013), 2, 59–64

[174] Ringh M et al., Mobile phone technology identifies and recruits trained citizens to perform CPR on out-of-hospital cardiac arrest victims prior to ambulance arrival. Resuscitation (2011), 82, 1514–1518

[175] Scholten AC et al., Early cardiopulmonary resuscitation and use of Automated External Defibrillators by laypersons in out-of-hospital cardiac arrest using an SMS alert service. Resuscitation (2011), 82, 1273–1278

[176] Gräsner JT et al., 10 Thesen für 10 000 Leben. Notfall Rettungsmed (2014), 17, 313

[177] Gräsner JT et al., Optimierung der Reanimationsversorgung in Deutschland. Notfall Rettungsmed (2014), 17, 314–316

[178] Weber TP et al., 70 000 Todesfälle nach erfolgloser Wiederbelebung sind inakzeptabel. Notfall Rettungsmed (2014), 17, 317–318

[179] Bohn A et al., Jeder kann ein Leben retten. Notfall Rettungsmed (2014), 17, 321–322

[180] Müller MP et al., Nur was wir messen, können wir verbessern. Notfall Rettungsmed (2014), 17, 325–326

[181] Messelken M et al., Ohne Daten kein messbarer Fortschritt. Notfall Rettungsmed (2014), 17, 327–328

Notizen

Notizen